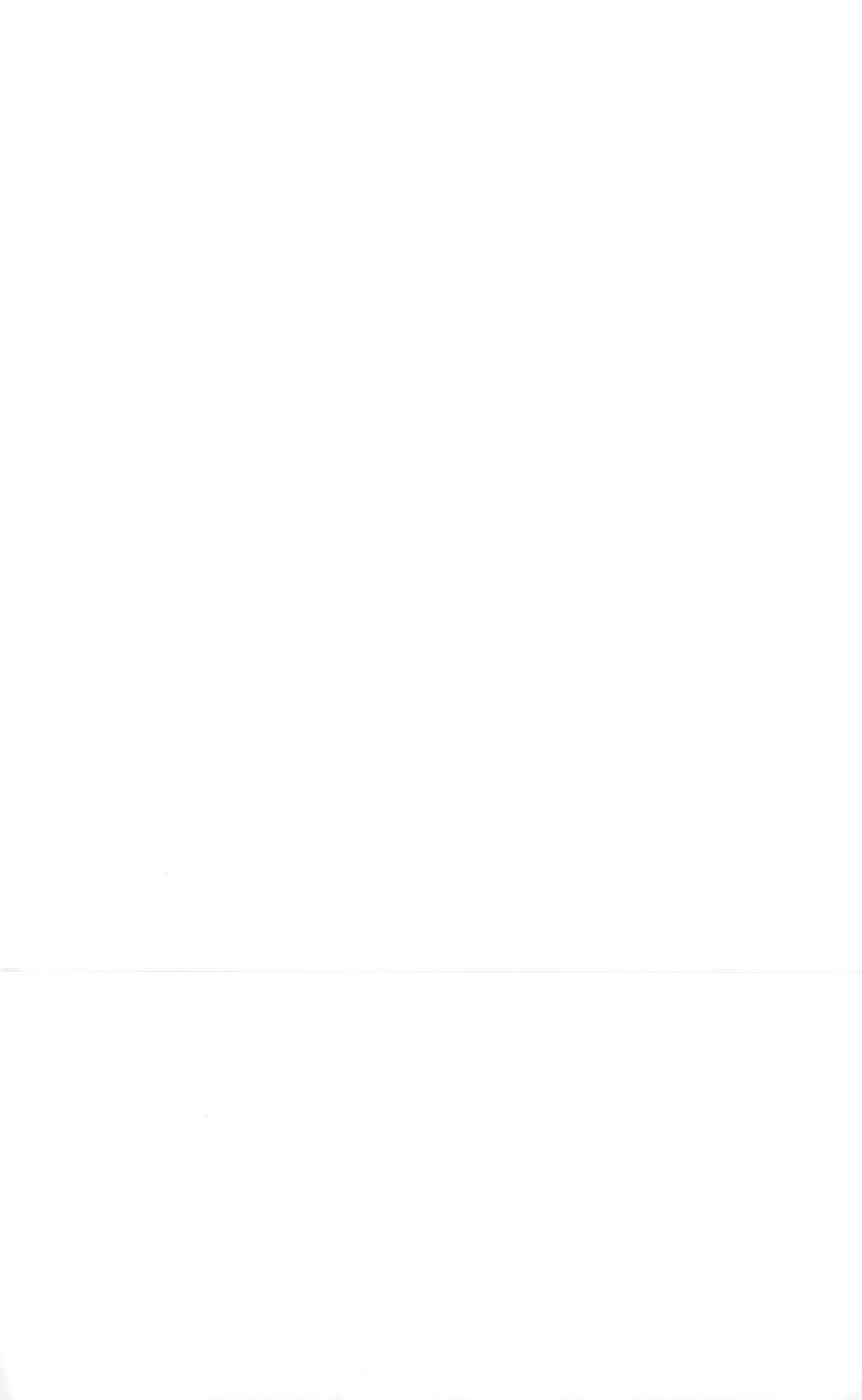

DES

TROUBLES TROPHIQUES

DANS L'HYSTÉRIE

PAR

Alex. ATHANASSIO

Ancien externe des hôpitaux et de la Clinique des maladies du système nerveux (Salpêtrière)
Médaille de bronze de l'Assistance publique

Préface de M. le professeur Charcot

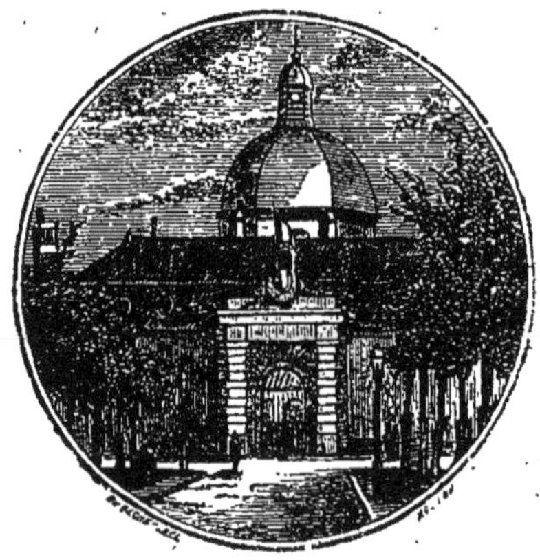

PARIS

AUX BUREAUX DU
PROGRÈS MÉDICAL
14, rue des Carmes, 14

E. LECROSNIER & BABÉ
ÉDITEURS
Place de l'École-de-Médecine

1890

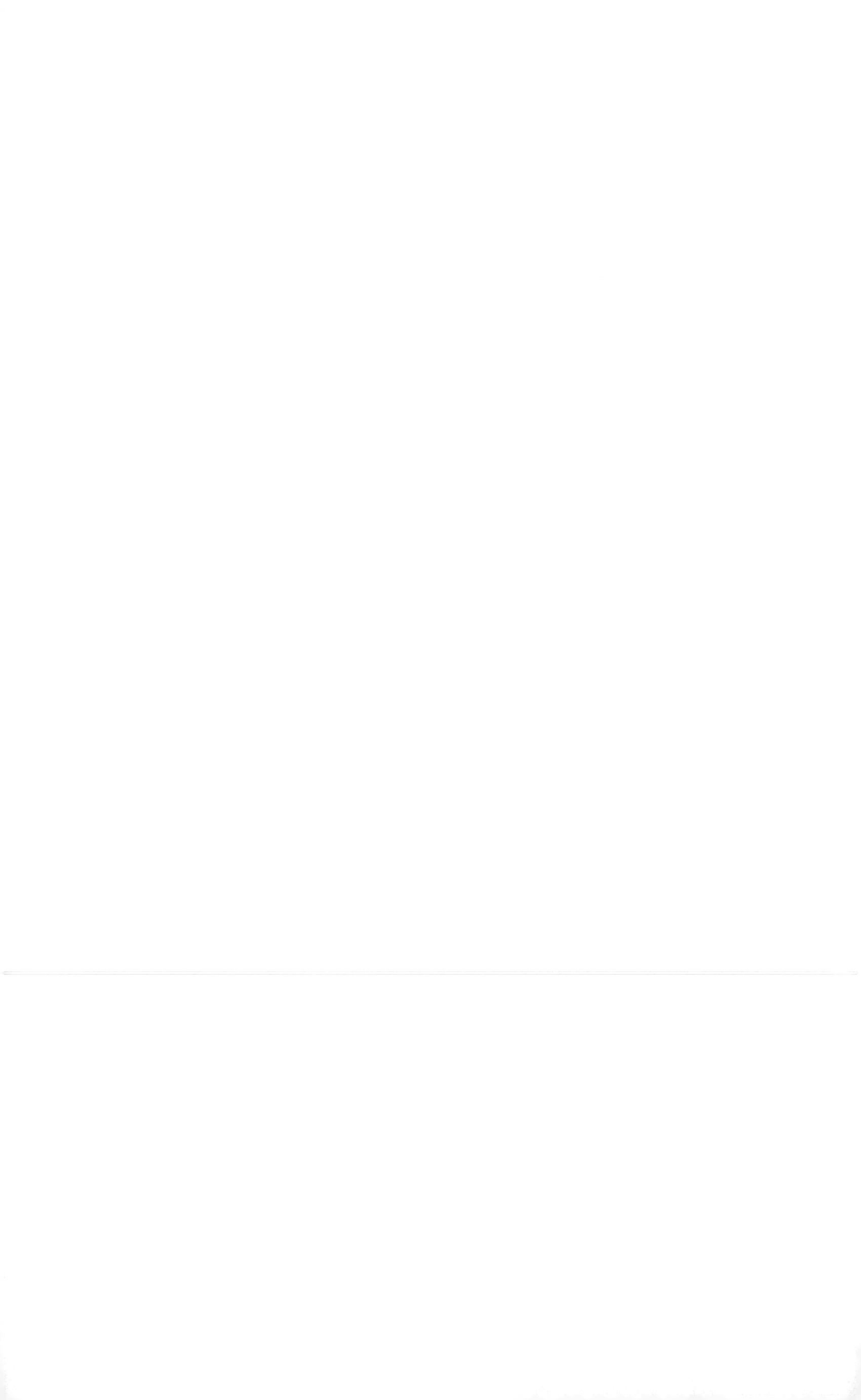

DES

TROUBLES TROPHIQUES

DANS L'HYSTÉRIE

DES

TROUBLES TROPHIQUES

DANS L'HYSTÉRIE

PAR

Alex. ATHANASSIO

Ancien externe des hôpitaux et de la Clinique des maladies
du système nerveux (Salpêtrière)
Médaille de bronze de l'Assistance publique

Préface de M. le professeur Charcot

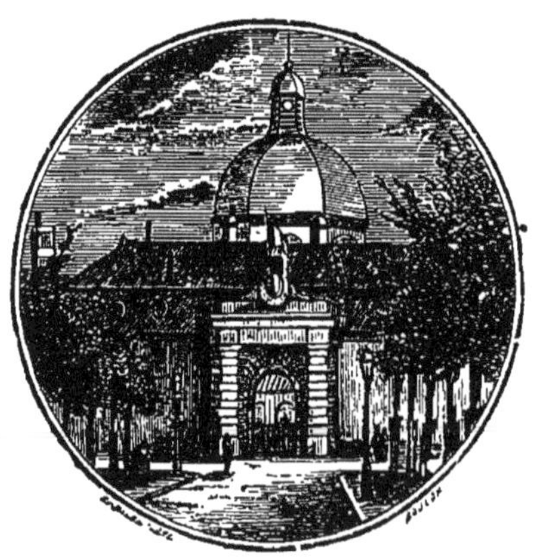

PARIS

AUX BUREAUX DU
PROGRÈS MÉDICAL
14, rue des Carmes, 14

E. LECROSNIER & BABÉ
ÉDITEURS
Place de l'École-de-Médecine

1890

PRÉFACE

Dans le domaine si vaste de l'hystérie, il sembla pendant longtemps qu'il n'y avait place que pour des phénomènes que je qualifierai volontiers de *psychiques*, en les opposant aux phénomènes *organiques* résultant de l'altération des tissus et connus en neuropathologie sous le terme générique de *troubles trophiques.*

Le travail de M. Athanassio sapera dans ses fondements cette conception immatérielle qu'on s'est trop longtemps faite des névroses et particulièrement de l'hystérie.

Il importe qu'on le sache, l'hystérie a ses lois, son déterminisme absolument comme une affection nerveuse à lésion matérielle. Sa lésion anatomique échappe encore à nos moyens d'investigation, mais elle se traduit d'une façon indéniable à l'observateur attentif par des troubles trophiques analogues à ceux qui se voient dans les cas de lésions organiques du système nerveux central, ou des nerfs périphériques.

Dans ce même ordre d'idées, il n'est pas jusqu'aux humeurs qui ne soient profondément modifiées, ainsi que l'ont montré récemment deux de mes élèves, MM. Gilles de la Tourette et Cathelineau, en étudiant les troubles des excrétions urinaires dans l'hystérie.

Désormais la voie est largement ouverte, et j'ose espérer qu'un jour ou l'autre la méthode anatomo-clinique, en matière d'hystérie, comptera un succès de plus à son actif, en permettant de déceler enfin l'altération primordiale, la cause anatomique dont on connaît aujourd'hui tant d'effets matériels.

Le travail consciencieux de M. Athanassio, mon élève, n'a pas la prétention d'être complet et définitif. Tel qu'il est il n'en reste pas moins la meilleure monographie, sinon la seule, que nous possédions actuellement sur l'ensemble des troubles trophiques dans l'hystérie. A ce titre il mérite d'être lu par tous ceux qui s'intéressent aux nombreux problèmes encore non résolus de la pathologie nerveuse.

J.-M. Charcot.

(de l'Institut).

DES

TROUBLES TROPHIQUES

DANS L'HYSTÉRIE

INTRODUCTION

« Jusqu'à ces derniers temps, l'opinion générale était que l'hystérie ne donnait que très exceptionnellement lieu à des troubles trophiques. On avait bien la notion d'éruptions cutanées : eczéma, pemphigus, zona ; de phénomènes vaso-moteurs ; asphyxie locale, sueurs de sang, ecchymoses spontanées, stigmates, etc. ; mais les observations étaient peu nombreuses, et personne ne songeait à les réunir. Ajoutons encore que cette idée préconçue de la simulation qui, ainsi que l'enseigne M. Charcot, a nui si longtemps à la nosographie de l'hystérie, faisant rejeter ou tout au moins négliger par certains observateurs des faits de cet ordre du plus haut intérêt ».

C'est ainsi que s'exprimaient tout récemment deux élèves de M. le professeur Charcot, MM. Gilles de la Tourette et Dutil, dans un mémoire auquel nous aurons à faire de nombreux emprunts (1).

1. *Contribution à l'étude des troubles trophiques dans l'hystérie.* Atrophie musculaire et œdème. *Nouvelle iconographie de la Salpêtrière*, t. 2, p. 251, 1889.

Est-ce à dire que ces troubles étaient complétement inconnus avant les travaux inspirés par l'éminent chef de l'École de la Salpêtrière. Certainement non, et un court aperçu historique va bien vite nous prouver qu'il ne manquait pas d'observations çà et là éparses dans la littérature médicale.

Sydenham, le premier, rapporte nettement à l'hystérie certains œdèmes du tissu cellulaire sous-cutané.

Puis il faut arriver au commencement de ce siècle pour voir attribuées à leur véritable cause des hémorrhagies cutanées, le plus souvent qualifiées du terme vague de « névropathiques ».

Et pourtant ces hémorrhagies, ces stigmates étaient connus depuis bien longtemps, les épidémies de possessions nous en offrent de remarquables exemples, parmi lesquels il faut citer en premier lieu celle des Ursulines de Loudun, si complétement étudiée sous toutes ses faces par MM. Gilles de la Tourette et Legué (1).

Gendrin, Chauffard, Caizergues, Magnus Huss, Parrot, observent des cas analogues commentés et mis au point dans la très intéressante monographie de M. Bourneville sur Louise Lateau.

Les dermatologistes, Hebra, Kaposi, Leloir, attirent l'attention sur l'influence du système nerveux sur l'apparition des affections cutanées : Eulemburg, Falcone, Feré, Franceschi, etc., étudient diverses éruptions manifestement sous la dépendance de l'hystérie. Vulpian donne une observation de gangrène de la peau des plus intéressantes.

1. *Sœur Jeanne des Anges*. Autobiographie d'une hystérique possédée d'après le manuscrit inédit de la Bibliothèque de Tours, in-8, Paris, 1886.

Nous passons sous silence nombre d'observateurs dont nous aurons, chemin faisant, à analyser les travaux.

Mais toutes ces observations restent isolées les unes des autres sans lien commun qui les réunisse.

C'est en 1884, que M. le professeur Charcot, dont les découvertes dans le domaine de l'hystérie demeureront impérissables, entreprend de défricher ce domaine si inexploré des troubles trophiques dans la névrose.

Il signale et étudie d'une façon complète les altérations que subissent les surtouts ligamenteux des articulations lorsque les membres sont frappés de paralysie ou de contraction hystérique.

En 1886, il aborde avec M. Babinski, l'étude des atrophies musculaires hystériques, dont la découverte fut une véritable révélation. Enfin, récemment, revenant sur ces atrophies il inspire à MM. Gilles de la Tourette et Dutil, le mémoire dont nous avons parlé, et dans lequel on trouve la première monographie sur l'œdème hystérique.

En même temps, expérimentant dans la période de somnambulisme provoqué, il donne la clef de tous ces phénomènes. Etudiant une maladie récemment introduite dans le cadre neuro-pathologique, la syringomyélie, il établit le premier le diagnostic différentiel entre les troubles trophiques qu'on y observe et ceux de l'hystérie avec lesquels il pourrait être donné de les confondre.

Mais si la notion est acquise, si certaines manifestations sont sinon épuisées, tout au moins très étudiées, il n'existe pas encore un travail d'ensemble sur la question si l'on excepte les chapitres consacrés aux troubles trophiques dans l'hystérie par MM. Axenfeld et Huchard dans leur *Traité des névroses* et par M. Grasset dans son article *Hystérie* du *Dictionnaire Encyclopédique*.

C'est ce travail d'ensemble que nous voulons entreprendre sous l'inspiration de notre éminent maître M. le professeur Charcot et sous la direction de M. Gilles de la Tourette, son ancien chef de clinique. Notre ambition n'est pas d'épuiser un sujet qui n'est encore qu'à l'état d'ébauche : nous voulons seulement faciliter le travail aux chercheurs qui s'occuperont ultérieurement de cette intéressante question.

Que M. le professeur Charcot veuille bien accepter l'hommage de notre profonde gratitude pour le précieux enseignement que nous avons reçu de lui pendant que nous avons eu l'honneur d'être son élève et son externe. Dans cet hospice incomparable de la Salpêtrière, siége de son Ecole si florissante, nous avons pu voir avec quel intérêt il accueillait les travailleurs, les faisant bénéficier d'une installation, d'un matériel unique au monde, trouvant dans sa profonde érudition et dans son extrême bienveillance la parole d'encouragement qui soutient au milieu des recherches dont il est sans cesse l'inspirateur. Il nous donne encore aujourd'hui une très haute marque d'intérêt en acceptant la présidence de notre thèse.

Que M. le Dr Rigal, médecin à l'hôpital Necker, agrégé à la Faculté de Médecine, reçoive ici l'expression de notre reconnaissance pour l'enseignement de l'auscultation et de la percussion que nous lui devons ;

M. le Dr Dujardin-Beaumetz, médecin à l'hôpital Cochin, l'expression de notre gratitude pour les utiles enseignements qu'il nous a fournis dans son service, dans ses conférences de clinique thérapeutique et pour la bienveillance qu'il nous a toujours montré ;

MM. le Dr Th. Anger et le professeur Panas, dont nous

avons eu l'honneur d'être l'externe, pour les enseignements que nous avons reçus dans leurs services.

Nous tenons, à la fin de nos études médicales, à rendre hommage à l'excellente organisation de l'enseignement clinique des hôpitaux de Paris. Nous avons eu l'occasion de visiter les hôpitaux de Londres, de Vienne et de la Suisse, nulle part l'élève ne peut mieux étudier les malades, et suivre l'évolution de leurs affections, et nulle part il n'est accueilli avec plus de bienveillance que dans ce beau pays de France, qui par son accueil libéral envers tous marche en tête des nations civilisées.

Nous remercions M. Gilles de la Tourette pour l'amabilité qu'il a eue de nous aider à mener à bonne fin notre travail, et pour les sages conseils et enseignements qu'il nous a prodigués comme chef de clinique.

Nous remercions notre ami, le Dr Sutherland, pour les conseils amicaux qu'ils nous a donnés pendant nos études.

I

Que doit-on entendre par troubles trophiques ? — On appelle vulgairement du nom générique de *troubles trophiques* un groupe de symptômes qui répond à une série de lésions cutanées ou sous-cutanées, osseuses et ligamenteuses sans plus préciser ; bien qu'en faisant usage de cette dénomination l'on sous-entende à peu près toujours que les lésions dont il s'agit relèvent plus ou moins directement d'une affection de certaines parties des centres nerveux ou des nerfs périphériques. Ces phénomènes jusqu'à présent ont paru relativement rares dans l'hystérie ; toutefois les derniers travaux de M. Charcot et de son école ont montré qu'ils devaient occuper dans la névrose une place qui ne leur avait pas été attribuée jusqu'alors.

II

Division et limites du sujet. — En procédant de la surface du tégument vers la profondeur, nous observons des lésions de la peau, du tissu cellulaire sous-cutané, des articulations, des muscles. Du côté de la peau nous avons des lésions spécialisées, et non spécialisées.

Parmi les premières nous citerons : l'urticaire, le pemphigus, l'eczéma, le zona, les eschares, les gangrènes, les hémorrhagies cutanées ou sueurs de sang. Parmi les secondes : les congestions, les érythèmes, les ecchymoses sous-cutanées spontanées, les rougeurs et pâleurs subites, la névrose vaso-motrice des extrémités, les engourdissements, les sensations de froid, les sueurs localisées, etc.

A ces ordres de lésions nous rattacherons les divers troubles de nutrition survenus dans le système pileux : poils, cheveux, ongles.

Du côté du tissu cellulaire sous-cutané, c'est surtout l'œdème, qui affectant généralement la couleur bleuâtre, a été désigné par M. le professeur Charcot sous le nom d'*œdème bleu*.

A cet ordre de lésions nous rattachons le sein douloureux hystérique, et peut-être aussi le gonflement passager du cou qui survient aux moments des attaques (Gilles de la Tourette).

Du côté des articulations, ou mieux, des enveloppes articulaires, car le tissu osseux n'est que très exceptionnellement atteint, nous observons un grand nombre d'altérations tenant surtout au système fibro-séreux ; tendons, ligaments, synoviales, etc. Nous voyons ici se produire des ankyloses, des rétractions fibreuses. Nous n'observons pas ici les artropathies végétantes caractéristiques des lésions tabétiques.

En dernier lieu nous parlerons des atrophies musculaires.

L'interprétation de tous ces phénomènes, ainsi que l'expérimentation et les troubles trophiques et vaso-moteurs que la suggestion et l'hypnotisme ont produit occuperont la fin de notre travail.

Le pronostic et le traitement occupera aussi notre attention.

Le tableau suivant renferme la classification que nous avons adoptée dans la description de ces troubles. Il est inutile de dire que cette classification, qui nous a été proposée par M. Gilles de la Tourette n'est que provisoire, et qu'ultérieurement elle devra être remaniée à mesure que la science progressera sur ce chapitre particulier de l'hystérie.

Classification des troubles trophiques dans l'hystérie.

- A. — Troubles trophiques de la peau et de ses dépendances.
  - A. non spécialisés.
    - Rougeurs.
    - Erythèmes passagers.
  - B. Spécialisés.
    - Eruptions vésiculeuses.
    - Pemphigus.
    - Vitiligo.
    - Zona simple et gangréneux.
  - C.
    - Canitie.
    - Chute des cheveux.
    - — — ongles.
- B. — Troubles vaso-moteurs et secrétoires
  - Ecchymoses spontanées.
  - Hémorrhagies cutanées.
  - Gangrène symétrique des extrémités (névrose vaso-motrice).
  - Œdème bleu.
  - Gonflement du cou.
  - — du sein.
  - Galactorrhée.
  - Sueurs locales.
- C. — Tissu cellulaire.
  - Lésions des appareils ligamenteux péri-articulaires
  - Rétractions fibro-tendineuses.
- D. — Atrophie musculaire.

CHAPITRE PREMIER

TROUBLES TROPHIQUES DU COTÉ DE LA PEAU.

Le rôle que joue le système nerveux dans l'éclosion de certaines affections cutanées est incontestable. Cette influence a été déjà pressentie par les anciens dermatologistes. On trouve dans Alibert des cas remarquables d'éruptions cutanées ayant succédé à des émotions vives. Cazenave précise encore davantage ce rôle en se fondant sur l'hérédité des lésions cutanées, leur fréquence chez les sujets à tempérament nerveux. Ces lésions trouvent leurs explications dans le rôle trophique que joue le système nerveux sur la nutrition des tissus et, suivant l'opinion de M. Charcot « rien n'est mieux établi en pathologie que l'existence des troubles trophiques consécutifs aux lésions des centres nerveux ou des nerfs ». Les affections cutanées qui se montrent surtout chez les personnes nerveuses et particulièrement les hystériques sont : les érythèmes, l'urticaire, l'eczéma, le prurigo, l'herpès zoster et les éruptions papuleuses et lichénoïdes, le psoriasis, les pétéchies, le pemphigus hystérique à forme récurrente. La plupart de ces manifestations cutanées sont parfois l'apanage des individus atteints en même temps de la diathèse arthritique; encore un point qui nous montre le lien intime qui existe entre l'arthritisme et la névrose.

Il ne faut pas confondre *l'érythème* avec les congestions partielles, les rougeurs passagères apparaissant subitement et disparaissant aussitôt, alternant avec des pâleurs ; ces phénomènes se montrent surtout à l'occasion des émotions vives, s'accompagnent très souvent d'élévation de la température locale et ont généralement une durée très courte. Ils constituent les prodromes de l'attaque, mais peuvent avoir lieu en dehors des accès.

Observation I

Tirée de la *clinique médicale de Trousseau*, T. I, p. 548. Édit. 1861.

J'ai parmi mes plus vieilles amies, une dame, mère d'un médecin fort distingué. Dans son enfance elle a eu des accès de somnambulisme, et depuis a toujours été sujette aux accidents nerveux les plus bizarres.

Aujourd'hui elle éprouve encore du côté de la peau, *à l'occasion de la moindre emotion, des congestions partielles, qui donnent aux téguments une couleur ecarlate persistant quelques minutes.* Jusqu'à l'âge de la ménopause, elle a éprouvé des ménorrhagies, qui ont inspiré souvent de véritables craintes. Vers l'âge de trente ans, elle avait eu des hémoptysies si abondantes et accompagnées d'une gêne de la respiration, d'une dyspnée si grande, que mon savant ami, M. le Dr Andral, bien que n'ayant jamais constaté aucun signe physique de tuberculisation, jugea opportun d'envoyer la malade aux Eaux-Bonnes.

Aujourd'hui cette dame a de l'emphysème pulmonaire. L'âge a amorti toute cette fougue nerveuse qui se traduisait autrefois par ces phénomènes dont je viens de parler, et quoique sa santé laisse beaucoup à désirer, elle a encore de la fraîcheur, de l'embonpoint, et rien, ni chez elle ni chez ses enfants, n'autorise à croire à l'existence des tubercules.

Observation II

Tirée de l'article de Féré. *Les douleurs hystériques et la simulation. In Revista de Nevrologia e Psychiatria.* Lisbonne, 1888, nº 2, p. 131.

On sait que le sein douloureux ou mamelle irritable qui coïncide bien souvent avec d'autres stigmates hystériques, se présente généralement sous la forme d'une douleur intermittente ou paroxystique; dont les recrudescences sont déterminées par des excitations périphériques ou des émotions. Or, cette douleur paroxystique s'accompagne dans bon nombre de cas de gonflement de la mamelle et quelquefois même de rougeur de la peau.

J'ai eu l'occasion d'observer un fait de ce genre chez une femme de 45 ans, qui avait vu apparaître des spasmes hystériques à l'époque de la ménopause à propos de chagrins de famille.

J'examinais ses seins pendant un armistice accordé par sa douleur ; ils étaient parfaitement symétriques sans aucune altération de la coloration.

La personne qui accompagnait la malade fit une observation tout au plus désobligeante pour elle; sous cette influence, en même temps que la face rougissait le sein gauche, qui était le siége du mal, *se marbra de petites plaques rouges,* d'une sorte de *rash scarlatiniforme,* dont les taches se confondirent bientôt pour former une *rougeur uniforme* qui dépassait un peu de tous côtés la mamelle, sans s'étendre dans la direction des nerfs. En même temps que cette rougeur apparaissait, le sein se gonflait en masse, et le mamelon s'érigeait. Toute la région était devenue le siége d'une sensation de cuisson avec picotements de la peau et élancements dans la glande mammaire, qui devint lourde. Il n'avait pas fallu une minute pour que tous ces phénomènes arrivassent à leur apogée.

L'*urticaire*, qui se montre quelquefois chez les hystériques, à l'occasion de la moindre cause physique, et surtout après de violentes émotions morales ou des crises nerveuses.

L'idée de manger certains aliments capables d'occasionner l'urticaire a été suffisante pour la produire par suggestion.

L'*eczéma* se montre chez les personnes hystériques après des lésions traumatiques ou des irritations au niveau des ramifications des nerfs cutanés.

Le *prurigo* (pruritus) peut avoir la même cause.

L'érythème caractérisé par une rougeur moins intense, plus limité, à durée plus longue, et siégeant surtout au niveau des régions anesthésiées ; il prend naissance surtout après les accès et peut se montrer aussi avant ou pendant ceux-ci.

Taches pigmentaires. — Parrot a insisté sur le rapport qui existe entre les troubles nerveux et névralgiques et l'apparition des taches pigmentaires. Il a publié à cet égard plusieurs observations importantes que nous signalons, sans toutefois les rapporter directement à l'hystérie (1).

Vitiligo. — Dernièrement M. le Dr Lebrun (2) dans une thèse faite sous l'inspiratinn de M. le professeur Leloir a attiré l'attention sur le vitiligo d'origine nerveuse ; il rapporte, entre autres observations, 7 cas qui paraissent s'attacher à l'hystérie, coïncidant parfois avec les attaques et crises nerveuses.

1. Parrot. *Notes sur quelques pigmentations anormales de la peau. Gazette hebdomadaire*, février 1869.

2. *Du vitiligo d'origine nerveuse*, par Omer Lebrun. Thèse de Lille, 1886.

On a observé des *éruptions papuleuses et lichénoïdes.*

L'*herpès zoster* ou zona a surtout attiré l'attention, Féré, Kaposi, Leloir, etc., ont publié des observations que certains d'entre eux rattachent à une névrose vasomotrice.

Nous publions ici l'observation de Féré avec les réflexions qui l'accompagnent.

OBSERVATION III

Zona hystérique, in Archives de neurologie, 1882, p. 167, mars.

Le 26 février 1881, V.... se plaint d'une douleur dans le côté gauche de la poitrine, sans toux, sans fièvre, sans fréquence du pouls. L'auscultation ne révèle aucun bruit morbide, la percussion donne un son normal au niveau de la région douloureuse. Il semble qu'il s'agisse d'une pleurodynie, on applique un vésicatoire volant large comme la paume de la main.

Le 27 la pleurodynie a disparu, et on voit se développer une zone de sensibilité de 2 centimètres de largeur environ autour du soulèvement épidermique. Cette zone se confond en bas avec la zone ordinairement sensible.

Le 1er mars. — La sensibilité persiste encore sur la surface du vésicatoire et dans la zône périphérique, mais la malade se plaint de douleurs brûlantes tellement vives qu'elles lui arrachent des larmes, et siégeant dans la région lombo-abdominale droite, partant de la zône hystérogène dorso-lombaire et s'étendant obliquement suivant la direction des nerfs intercostaux vers la paroi abdominale antérieure. On n'y voit aucune rougeur, mais la moindre pression, le contact de la chemise exaspère les douleurs.

Le 2 avril. — Mêmes douleurs qui empêchent tout sommeil. La région douloureuse présente deux plaques rouges, l'une allongée de 12 centimètres environ de longueur sur 3 de large, située au-dessus de la crête iliaque et se dirigeant obliquement vers l'apophyse épineuse de la troisième lombaire; l'autre, moins longue, située au-dessous de la dernière fausse côte et présentant la même direction. Cette plaque offre sur certains points une surface irrégulière, comme chagrinée, mais il n'y a nulle part de vésicules.

Le 3. — On voit se développer au centre des plaques rouges sous forme de traînées longitudiales, des groupes de vésicules transparentes. L'éruption est devenue confluente les jours suivants, et a suivi l'évolution ordinaire du zona; les vésicules se sont réunies par groupes pour former de petites bulles irrégulières qui ont laissé des ulcérations superficielles qui se sont cicatrisées dans l'espace de trois semaines environ. Il reste des cicatrices blanchâtres, et aujourd'hui encore (25 juin) la douleur persiste dans la région occupée par l'éruption.

Réflexions. — « Il s'agit donc ici d'un zona développé sur le trajet des nerfs qui ont leur origine au niveau de la zone hystérogène dorso-lombaire. Il est, en outre, à remarquer que pendant le mois où le zona s'est développé, la malade n'a pas eu d'attaque. La zone hystérogène semble avoir déterminé la localisation du zona, et ce dernier paraît avoir eu une action suspensive sur les manifestations convulsives de l'hystérie.

On pourrait peut-être se rendre compte de la production de la névralgie et du zona au niveau d'une région habituellement sensible et douloureuse par une congestion rachidienne localisée (*ubi dolor, ibi fluxus*) qui amènerait par la distension des veines une compression des nerfs au niveau de leur sortie du canal vertébral. D'ailleurs on peut voir le zona se développer dans d'autres circonstances où la congestion spinale peut être incriminée à bon droit; après avoir passé une après-midi entière à visiter un musée de peinture, toujours debout, et dans une position particulièrement fatigante, un malade, qu'il nous a été donné d'observer de près, fut pris d'une douleur vive au niveau des apophyses épineuses des premières et secondes vertèbres lombaires : dans la nuit suivante le développement des douleurs intenses avec sensation de cuisson sur divers points du trajet de la branche iléo-scrotale gauche, et le surlendemain ces points douloureux étaient le siége de groupes de vésicules d'herpès ; le tout a évolué comme un zona des mieux caractérisés, et les douleurs persistent encore au bout de deux ans sur le trajet des nerfs. »

Kaposi (1) a pu observer dernièrement 4 malades hystériques chez lesquels il constata une affection cutanée, qu'il désigne sous le nom de *herpès zoster gangréneux hystérique*, et qu'il considère comme un trouble vaso-moteur ou tropho-neurotique de nature hystérique.

Ces cas différaient d'un herpès zoster ordinaire par leurs récidives répétées, le rapport de l'éruption cutanée avec le trajet d'un nerf spinal, le trijumeau et la bilatéralité. La forme en efflorescence de l'éruption la fit considérer comme un zoster atypique. La nécrose partielle des tissus lui valurent probablement le nom de gangréneux.

Les éruptions vésiculeuses sont, avec le *pemphigus*, les affections le mieux étudiées, et le plus souvent observées chez les hystériques.

1. Kaposi. *Uber atypischen zoster gangraenosus und zoster hystericus. Vierteljahrschrift fur Dermatologie und Syphilis*, 1889, Heft, 4, *Centralblatt fur Klinische Médicin.*, 4 janvier 1890

Les *éruptions vésiculeuses* apparaissent sous forme de bulles ou vésicules plus ou moins grandes, à contenu séreux d'abord, se colorant et devenant sanguin ensuite ; elles peuvent constituer les *stigmates*, et sont parfois le point de départ d'hémorrhagies cutanées (Eulemburg) (hématidrose ou sueurs de sang), dont nous nous occuperons plus tard.

Ces éruptions annoncées quelquefois par de fortes douleurs, des sensations de cuisson, etc., siégent au niveau des parties anesthésiées ou hypéresthésiées ; leur apparition coïncide avec les accès, les précède ou les suit à peu d'intervalle.

Observation IV

(Tirée de la clinique médicale de la Charité, Vulpian, 1879. Observation CLVII). *Hystérie convulsive. Contractures multiples, même de la langue. Accidents trophiques de la jambe gauche*, p. 844-851. Même observation rapportée par Castex. *Troubles nutritifs de la peau observés chez une hystérique. France méd.*, 1877, p. 674.

La nommée J... Clorinde, âgée de 21 ans, gantière.

Entrée le 2 juin 1877, salle Sainte-Madeleine, lit 11.

La malade offre les apparences d'une bonne constitution. Elle fait remonter le début de sa maladie à l'âge de 15 ans, quand elle fut prise d'une grande frayeur, à la suite de laquelle elle eut une attaque semblable à celles qu'elle a présenté depuis.

Ces attaques, qui se sont reproduites seulement cinq ou six fois dans l'espace de six ans, débutent par des douleurs lancinantes dans la tête, au niveau des sourcils et des bourdonnements d'oreille. Elle perd connaissance, s'agite, rend une urine sanguinolente et ne garde aucun souvenir de ce qui s'est passé. Elle a eu aussi à plusieurs reprises des hématémèses. Mal réglée. Elle a la boule hystérique et le clou hystérique.

Il y a vingt-deux mois, elle se réveilla à la suite d'une attaque avec un pied *varus-équin* très marqué à gauche. En même temps la vessie fut paralysée ; il y eut de la rétention d'urine, qui dura trois mois.

Les chirurgiens de Bruxelles, à l'hôpital Saint-Pierre, pratiquèrent la ténotomie des fléchisseurs des orteils et du tendon d'Achille. Mais cette opération ne fut suivie d'aucun succès.

Le pied conserva son attitude vicieuse, malgré les appareils inamovibles, et après la section des tendons.

Le 26 septembre 1876, elle entre dans le service de M. Trélat à la Charité. Le pied, outre la déformation d'un pied-bot varus, présentait un *gonflement douloureux*, et une rougeur qui remontait jusqu'au tiers inférieur du membre. Une incision fut pratiquée, mais il ne sortit que du sang noir.

La *rougeur* s'étendit en augmentant d'intensité, jusqu'à la moitié antérieure de la jambe et à la région rotulienne. Sur ce fond rouge apparurent bientôt de *petits vesicules contenant un liquide demi-transparent*. Deux ou trois jours après ces vésicules se rompirent et furent remplacées par des *exulcerations* de même dimension.

Celles-ci persistèrent jusqu'aux premiers jours du mois de février dernier. Pendant cette période, de *nouvelles vesicules* se développèrent ; elles étaient placées entre les premières, et elles passèrent par les mêmes phases. Il y a eu plusieurs poussées de ce genre.

Ces *exulcerations* s'étendaient du dos du pied à la partie inférieure de la cuisse, en respectant toute la moitié supérieure du membre.

Elles étaient peu profondes, de forme ovalaire, à bords nets, à fond grisâtre, très rapprochées les unes des autres et affectant une direction oblique de haut en bas et du dedans au dehors. Cette particularité dans la direction les rapprochait des formes circinées ou serpigineuses de certaines autres affections cutanées; peut-être cette disposition est-elle en rapport avec les trajets du système capillaire sanguin.

Les ulcérations reposent sur une peau d'un rouge sombre, en sorte qu'à la première vue on pourrait croire à une phlegmasie chronique traitée par des pointes de feu. Il n'existait aucune sécrétion anormale du derme, mais la peau était le siége d'une *hyperesthesie* très marquée. Le membre reposait sur sa face interne, et, dès qu'on le soulevait il était pris de trémulation; les masses musculaires avaient conservé leur volume normal.

La jambe gauche seule était contracturée ; la peau du membre supérieur du même côté offrait une *anesthesie complète* (toucher, piqûres, pincements, froid, chaud).

Au commencement de février, à l'éruption vésiculaire fit suite une sorte d'*urticaire*, surtout marquée à la région rotulienne; les plaques pâlissent à leur tour et sont remplacées par des vésicules. Douleurs très vives dans la jambe gauche.

Vers le milieu de février, nouvelle reprise des accidents; *rougeur douloureuse*, *petites vésicules miliaires*, confluentes, qui disparaissent sans laisser d'exulcérations.

Enfin, dans les premiers jours de mars, tous les phénomènes morbides disparaissent; la peau redevient à peu près normale. L'état général s'améliore.

La malade peut mouvoir un peu ce pied et ses orteils.

L'anesthésie a disparu.

Le 2 juin 1877, elle passa en médecine dans le service de Vulpian, où on constate, en dehors de l'hémianesthésie gauche et de la déformation du pied, de la flexion de la jambe sur la cuisse; les sens spéciaux sont tous pris du côté gauche, ainsi que les divers modes de sensibilité. Sur le segment inférieur du membre gauche existent les cicatrices des ulcérations décrites plus haut. Les urines sont un peu purulentes, elles ne contiennent ni sucre, ni albumine. Hyperesthésie ovarienne gauche. On peut provoquer une sorte de crise avortée en exerçant une pression un peu vive à ce niveau.

Appétit nul. *Sueurs abondantes toutes les nuits.* On donne jusqu'à 5 pilules d'un 1/2 milligramme d'atropine, pour que les sueurs disparaissent.

Le 28 juin. — La malade s'amaigrit de jour en jour. Douleurs névralgiques, faciales droites. Commencement d'une *eschare* au sacrum.

Le 2 juillet. — Une attaque convulsive pendant la nuit. Le matin, prostration complète. *La langue est contracturee,* ainsi que le bras droit. Douleurs névralgiques violentes le long du nerf cubital droit.

Le 13 juillet. — Nouvelle crise convulsive avec contracture du bras gauche.

Le 18 juillet. — L'état de contracture persistant toujours, semblant même s'aggraver, M. Vulpian pratique une cautérisation ponctuée au niveau de la région de la nuque.

Le 20 juillet. — Aucune modification. Nouvelle cautérisation. La malade maigrit toujours. *L'eschare du sacrum s'est un peu étendue,* on la panse avec de la charpie imbibée de vin aromatique. On place la malade sur un matelas d'eau.

1er août. — La malade, qui, jusqu'alors, avait été sondée deux fois par jour, a maintenant de l'incontinence d'urine. On s'est assuré qu'elle n'urinait pas par regorgement. *L'eschare du sacrum s'est considérablement étendue; elle est très profonde.*

3 août. — Langue moins contracturée. La malade se nourrit. État général meilleur. *L'eschare, moins large, tend vers la cicatrisation.*

5 août. — Les autres régions contracturées sont toujours dans le même état. On arrive par la compression ovarienne à diminuer un peu l'état de contracture.

6 août. — *L'eschare est en voie de guerison.* Les contractures ont presque disparu.

Le 10 août. — La malade quitte le service.

« Cette malade est manifestement hystérique. Elle offre, outre la contracture, une hémianesthésie complète du côté gauche, portant et sur la sensibilité générale et sur la sensibilité sensorielle. Elle a eu, à diverses reprises, des vomissements de sang. Tel est le diagnostic adopté par M. Charcot qui a vu la malade.

« Il faut dire aussi que la malade raconte s'être enfoncé une aiguille dans l'aine gauche il y a 18 mois, et prétend l'y sentir encore. En explorant attentivement cette région on n'y trouve rien de particulier.

Ces troubles de nutrition dépendent-ils de l'hystérie ?

« Ils ne sont pas généralement signalés dans cette névrose. Briquet, dans sa *Monographie*, dit, à l'article *Dermatologie*, que la peau reste blanche, que la chaleur n'y est pas augmentée. Dans tous les cas la malade a été suffisamment surveillée pour qu'on ne puisse croire à une supercherie. S'agirait-il de troubles nutritifs réflexés ayant pour point de départ l'attitude vicieuse et les désordres qu'elle entraîne dans l'articulation tibio-tarsienne. Un seul fait est suffisant pour établir cette pathogénie. C'est cependant à cette dernière interprétation que se rattachait plus volontiers Vulpian qui a reçu la malade dans son service ».

Le *pemphigus et les éruptions pemphigoïdes* surviennent parfois dans le cours d'affections diffuses du système nerveux (névroses, folies, etc.). Le Dr Mermet a publié une ntéressante thèse sur le pemphigus dans les névroses. Frank (1) avait d'ailleurs déjà signalé le pemphigus dans

1. Franck. *Traité de médecine pratique*. Traduction Gondereau, Paris, 1842.

l'*hystérie*. Martius (1), Schultze (2), Gignoux (3), Gailleton (4), Pick (5), Hebra (6), publient des observations très importantes en faveur de l'origine nerveuse du pemphigus dit hystérique.

Behse (7), Betz (8), Russel (9), Rendu (10), rapportent des faits de pemphigus survenu dans le cours d'affections nerveuses vagues.

Rappelons enfin le *pemphigus hystericus* de Hebra qui semble sous la dépendance de troubles réflexes produits par l'utérus gravide ; se montre durant la grossesse et disparaît avec elle ; l'influence des phénomènes menstruels, ainsi que des émotions morales sur la production des éruptions pemphigoïdes du pemphigus est notée par tous les dermatologistes et par M. Hardy en particulier.

Landgraf (11) dans un mémoire analysé dans la *Revue des*

1. Martius. *Pemphigus*, Berlin, 1829.
2. Schulze. *Pemphigus histericus*, Berlin, 1840.
3. Gignoux. *Mémoires de la Société de médecine* de Lyon, 1865.
4. Gailleton. *Traité des maladies de la peau*, Paris, 1874, page 289.
5. Pick. *Ueber eine eigenthumliche nervöse Hautaffection bei einer Hysterischen.* In Prager med. Wochenschrift, n° 30.
6. Hebra. *Traité des maladies de la peau.* Traduction française, 1872, p. 824.
7. Behse. *Petersburger medic. Zeitschrift*, 1864, p. 321.
8. Betz. *Pemphigus, eine vasomotorische und trophische. Nevrose.* Diss. Greifswald, 1876.
9. Russel. *Med Times and Gazette.* Oct., 1864, p. 64.
10. Rendu. *Recherches sur les altérations de la sensibilité dans les affections de la peau. Annales de Dermat.*, 1874, Obs. 34.
11. Landgraf. *Ein Beitrag zur Casuistik der Hautkrankheiten auf deren vasomotorischen Genese.* (*Arch. d. Heilkunde*, 1875, p. 344).

sciences médicales (1), cite un cas de pemphigus siégeant sur la main et sur l'avant-bras chez une fille de quinze ans. Cette éruption survenait brusquement et s'effaçait de même. La malade avait présenté avant de l'incontinence d'urine, qui avait complétement cessé pour faire place à des accès de toux. Ces accès de toux sans expectoration survenaient régulièrement dès que l'éruption s'était dissipée, et s'arrêtaient au moment où elle se montrait.

Dans les observations que nous allons rapporter nous verrons l'éruption suivre à peu près la même marche.

Ces observations ont été recueillies pour la plupart dans la thèse de M. Franceschi (2) qui est le travail le plus complet sur cette question.

Observation V

(Tirée de J. P. Franck).
Violentes convulsions hystériques, éruption de pemphigus lorsqu'elles cessent.

A l'époque où nous écrivons, dit Joseph Franck, une religieuse, sujette depuis plusieurs années à de violentes convulsions hystériques, paraissait complétement rétablie. Elle éprouve, tantôt dans un point, tantôt dans un autre, de fréquents retours d'une douleur caractérisée par un sentiment d'ardeur intense ; il lui semble et elle se plaint pendant six, dix heures consécutives et au delà, qu'on lui applique le feu sur la partie douloureuse ; elle pousse continuelle-

1. *Revue des Sciences médicales*, t. VI, 1875.

2. *Le pemphigus chez les hystériques*. Franceschi. Th. Paris, 1883.

ment des cris affreux et tombe dans un état de fureur. La chaleur sensible au toucher continue ainsi que la douleur malgré l'application de topiques froids, en dépit de tous les remèdes.

Enfin, dans l'endroit le plus affecté, il paraît une vessie qui acquiert le volume d'un œuf de poule, remplie d'une sérosité limpide et jaunâtre. Aussitôt l'ardeur s'éteint, la vessie se rompt, l'humeur s'écoule, et comme après l'action du vésicatoire, la peau ne tarde pas à recouvrir son intégrité, et la santé à se rétablir.

Faisons remarquer aussitôt l'apparition des bulles coïncidant avec la disparition des symptômes hystériques.

Observation VI

(Schultze, résumée par Gintrac).
Chlorose, accès d'hystérie, névropathie héréditaire.
Six poussées de pemphigus en neuf mois.

Il s'agit d'une femme de 26 ans, mère de deux enfants, née de parents aliénés, et qui, après avoir été affectée de sclérose, éprouva des accès d'hystérie, de catalepsie et même de dérangement intellectuel. Puis survint par invasion successive un pemphigus étendu sur le tronc et sur les membres ; en neuf mois elle eut six poussées nouvelles. Chaque éruption était accompagnée de malaise général, de vertige, de somnolence, de vomissements, de douleurs le long du rachis ; la malade éprouvait le sentiment de boule hystérique et de plus une chaleur brûlante à la peau ; le pouls donnait 100 battements par minute. L'urine était rare et rouge, constipation opiniâtre, etc.

Alors apparaissent sur la poitrine sur les mamelles, etc., des bulles plus ou moins volumineuses, distinctes et confluentes.

Observation VII (1).

Jeanne X..., sœur prétendante, 23 ans, éprouve depuis huit ans tous les accidents possibles de l'hystérie, vapeurs, grandes crises, paraplégie, vomissements incoercibles, etc., un jour sa paraplégie avait subitement disparu, elle présente une hypérestésie cutanée générale, mais beaucoup plus marquée aux extrémités des membres qui supportent avec peine la pression des draps.

Le lendemain, *eruption generale de pemphigus*, assez rare sur le tronc, mais très confluente aux pieds et aux mains où l'hypéresthésie était la plus prononcée. Une semaine après la dessication était complète, la malade se croyait guérie ; retour des mêmes accidents et dans le même ordre.

Dans cette observation il y a à noter l'hyperesthésie, la fugacité de l'éruption qui dure seulement huit jours et le retour des accidents dans le même ordre.

Observation VIII

(Tirée de la thèse du Dr Mermet).

Hystérie, névralgies, éruption de pemphigus.

Vernet (Marie), domestique, âgée de 48 ans, entrée le 22 mai 1867 à l'hospice de la Charité de Lyon.

Aucune maladie antérieure, sauf une coxalgie il y a dix ans. Il y a 7 ans quelques accès hystériformes avec boule hystérique.

1. Gignoux. *Des éruptions par névrose vaso-motrice. In Mémoires et comptes-rendus de la société des sciences médicales de Lyon*, 1864-1865, p. 86.

Elle entre alors à l'hôpital de Belley où elle reste six mois pour des crises hystériques et la rétention d'urine. Elle vient ensuite à l'Hôtel-Dieu de Lyon dans le service du Dr Pomiès où elle reste trois mois. On observa alors des vomissements opiniâtres et de la rétention d'urine, des palpitations, la sensation de la boule hystérique et la céphalalgie sans véritables crises. Enfin elle entre à la Charité. Pendant son séjour dans cet hospice, elle souffre habituellement de vomissements opiniâtres, de temps à autre de tympanisme abdominal et parfois de rétention d'urine. Vers le commencement de 1872, vomissements de sang qui se sont répétés six fois. Depuis cette époque également, elle a eu plusieurs fois et par accès de plusieurs semaines de durée des douleurs névralgiques dans les membres, suivies de larges *phlyctènes* qui se terminaient par une légère excoriation du derme.

Ces accidents se sont produits successivement sur le membre supérieur gauche, la face, les deux membres inférieurs en commençant par la gauche. Actuellement, 14 mars 1873, depuis une dizaine de jours, nouvelle éruption sur le membre inférieur droit; vives lancées le long du sciatique droit jusqu'aux orteils; anesthésie presque complète de la peau de ce membre et larges phlyctènes en bracelet sur le tiers inférieur de la cuisse et à la partie moyenne de la jambe. Il y a trois semaines la malade avait eu un accès semblable.

Légères cicatrices sur l'avant-bras gauche, et sur la cuisse gauche, consécutives à des éruptions antérieures.

Le 17 mars 1873. — Céphalalgie vive, l'éruption de la jambe droite est en voie de guérison.

Le 25 mars. — L'éruption est complétement sèche, les douleurs de la jambe droite sont moins fortes.

Le 28 mars. — Depuis hier soir, quelques bulles sur le devant de la poitrine, dans le premier, le deuxième espace intercostal droit et le deuxième à gauche. Pas de douleurs névralgiques dans ces parties, mais sensation de cuisson avec un peu d'analgésie.

Le 30 mars. — Nombreuses bulles sur la partie moyenne de la jambe droite, une bulle au menton.

1er avril. — Toutes les bulles sont en voie de dessication.

Le 9 avril. — Depuis trois jours nouvelles bulles sur la jambe droite, douleurs, *un peu d'œdème de la jambe et du pied;* les apophyses des VIIIe, IXe, Xe vertèbres dorsales sont douloureuses à la pression.

Le 10 mai. — La malade a vomi un peu de sang ce matin, les douleurs ont disparu et les bulles ne se sont pas reproduites.

Observation IX

(Tirée de la thèse du Dr Franceschi).
Recueillie dans le service de M. le professeur Bouchard.

La nommée Courty (Émilie), âgée de 31 ans, a eu la rougeole et les fièvres intermittentes à 15 ans.

Il y a trois ans elle a eu le scorbut, et il y a environ 14 mois elle a eu la scarlatine.

C'est pendant l'évolution de cette maladie qu'apparut la première bulle de pemphigus à la commissure labiale. Depuis ce temps elle ne s'est jamais bien remise. Il s'est formé des bulles de pemphigus au cou, sur le tronc, les cuisses, les jambes, les pieds.

C'étaient des poussées successives de pemphigus qui, une fois disparues ou desséchées sur une région du corps, se reproduisaient sur une autre et ainsi de suite sur tout le corps.

Elle entre à l'hôpital Saint-Louis où elle reste cinq mois. On lui fit des inoculations au bras qui, d'après le dire de la malade, réussirent parfaitement bien.

On lui donna des arsenicaux, de l'huile de foie de morue, du vin de quinquina, on employa le caoutchouc, mais il n'y avait pas d'amélioration, elle quitta alors l'hôpital.

Or, depuis quatre ans, à la suite d'un chagrin violent causé par la mort de son mari, elle fut prise d'attaques, qui, d'abord espacées, revinrent ensuite plus fréquentes. Voici comment se comportent ses attaques.

Elle jette d'abord un grand cri, puis tombe généralement sur un côté en perdant connaissance. Cela se produit subitement sans prodromes, elle n'a pas le temps de prévenir qu'elle va se trouver mal. Puis elle dort profondément pendant un temps variable. L'attaque dure environ deux heures.

Elle se réveille alors sans savoir ce qui s'est passé, ayant souvent des contusions ou des ecchymoses sur diverses régions du corps. Pas de morsure de la langue.

Six mois après sa sortie de Saint-Louis, elle est entrée à l'hôpital Lariboisière dans le service de M. le professeur Bouchard.

La malade est abattue, n'a pas d'appétit, se plaint d'une céphalalgie assez vive.

La moitié droite du corps est anesthésiée, moins la tête et le cou.

Pas de fièvre. Rien au cœur.

Tous les mois, au moment des règles, elle a de la rétention d'urine. Elle a des démangeaisons, puis il se forme des bulles. La peau se soulève petit à petit et se remplit d'un liquide séreux citrin, comme si on avait appliqué un petit vésicatoire. Les bulles n'affectent pas une forme régulière et se rencontrent partout. Elles sont jaunâtres, acquièrent souvent la dimension d'une grosse amande. Quand on les crève elles s'affaissent et il se forme une croûte épaisse. Lorsque cette croûte tombe on voit des taches brunâtres, des macules, qui n'ont pas l'air de vouloir disparaître. Autour des bulles de pemphigus il y a souvent une inflammation périphérique, une auréole rose. L'éruption pemphigoïde s'est faite sur toute la face antérieure du corps. Une fois qu'elles sont formées, les bulles ne sont pas douloureuses. Du reste, elles ne durent pas plus de 4 à 5 jours, et il s'en produit constamment de nouvelles. Elles semblent suivre une marche descendante. Ainsi maintenant on n'en trouve plus que sur les jambes et les pieds ; celles qui étaient sur les cuisses, il y a 4 ou 5 jours, sont déjà sèches, ou ont laissé une macule indélébile qui ressemble aux éphélides des femmes accouchées. On n'a rien trouvé dans les urines.

Observation X

(Tirée de la thèse du Dr Franceschi).
Crises hystériques. Éruption pemphigoïde.

La nommée Eugénie Du... a eu la rougeole il y a 12 ans. Elle a 22 ans. Il y a trois ans crises hystériques. Depuis deux mois environ, au moment des règles, elle a de la rétention d'urine (Les urines ont été examinées et on n'y a rien trouvé). Douleurs névralgiques, démangeaisons puis formation de bulles de pemphigus. Leur distribution et leur forme sont irrégulières. Il y en a en ce moment six : deux sur le tronc, une sur l'abdomen et les trois autres sont sur le bras gauche. Il y a hémianestésie gauche. Trois ou quatre bulles pemphigoïdes ont précédé celles-ci ; elles sont déjà desséchées, et il y a une espèce de croûte.

Inflammation périphérique autour de quelques bulles. Leur contenu est limpide, citrin. Les croûtes des premières bulles qui s'étaient formées sont desséchées ou tombées. Celles qui sont tombées laissent une macule brunâtre, indélébile.

Dans l'hystérie, le pemphigus présente une marche spéciale ; on le remarque surtout au moment de la menstruation ; il affecte une distribution irrégulière ; son évolution est rapide ; les bulles ne laissent pas de cicatrices, mais des macules brunâtres ; elles forment des croûtes squameuses, épaisses, qui en se desséchant tombent et laissent des macules brunâtres, qui peuvent être indélébiles.

On observe encore mais très rarement des *eschares* et des *gangrènes;* il y a cependant des observations bien nettes d'eschares chez les hystériques ; on pourrait peut-être invoquer ici le mauvais état général dans lequel étaient arrivés les malades et la malpropreté.

Nous avons des exemples d'eschare dans l'observation de Vulpian (Obs. IV), dans une observation qui a été communiquée par M. Carrel, ancien externe de la Clinique des malades du système nerveux à M. Gilles de la Tourette. Cette observation sera ultérieurement publiée dans son entier par le médecin, ami de M. Carrel, qui l'a recueillie dans un hôpital de Suisse.

Observation XI

Il s'agit d'une jeune fille notamment hystérique, chez laquelle il se produit de temps à autre à des places variées une gangrène spontanée de la peau ; lorsque c'est la figure qui est atteinte il n'y a guère que les couches profondes de l'épiderme qui sont atteintes, par contre lorsque la gangrène se montre aux extrémités, le derme est atteint également; les places atteintes guérissent sans laisser de cicatrices lorsqu'elles se trouvent à la figure ; tandis qu'aux extrémités il reste des cicatrices qui deviennent plus ou moins hypertrophiées avec le temps.

Cela commence par une rougeur de la peau qui est également plus chaude qu'à l'état normal ; puis les parties centrales pâlissent, et la peau devient gangréneuse depuis le centre vers la périphérie, ce ne sont pas les couches superficielles qui meurent les premières ; c'est assez intéressant à étudier, surtout que le processus marche très rapidement.

Kaposi, dans son ouvrage : *Pathologie und Therapie der Hautkrankheiten*, IIIe édition, p. 378, cite un cas pour ainsi dire tout à fait semblable.

« Il faut encore penser aux cas désignés sous le nom « de *gangrène spontanée des hystériques ;* j'ai eu ces der« niers mois une malade dans mon service et je possède « en outre une observation bien nette d'un cas pareil, due « au Dr Otto Kalb de Thalmassing (Bavière).

« Il s'agit généralement de jeunes personnes du sexe « féminin, avec ou sans signes d'anémie et hystérie.

« Sur une partie bien limitée de la peau du tronc ou « des membres se produit subitement la sensation de « brûlure. La malade remarque une tache de la grandeur « d'une pièce d'un franc à celle de cinq francs, la peau y « est légèrement colorée en rouge et proéminente, elle « peut être aussi blanche comme l'albâtre.

« Après quelques heures la peau change de couleur, elle « devient bleu foncé, vert brun ; elle est rugueuse et « comme du cuir, elle présente l'apparence qu'elle a après « les brûlures par l'acide sulfurique.

« La cicatrice tombe, et il reste une plaie hypertrophi« que. Pendant ce temps le même processus se reproduit « dans d'autres endroits avec des intervalles de quelques « jours ou semaines, et apparition de mêmes phénomènes : « douleur, rougeur, gangrène locale bien limitée, et plaie « hypertrophique. Le processus dure des semaines et « des mois, et même des années, et cesse après ompléte« ment ».

1. Kaposi. *Pathologie und Therapie der Haut-Krankheiten*, IIIe édition (1887), p. 378-379.

Observation XII

(Observation XXX, Pl. IV de la thèse de Leloir, 1881. Recherches cliniques et anatomo-pathologiques sur les affections cutanées d'origine nerveuse. Résumée).

Gangrène multiple de la peau chez une jeune fille de 18 ans. — Début de la lésion cutanee par des sensations douloureuses au niveau de points limités de la peau. — Anesthésie à droite où apparaît la plaque de sphacèle. — Plaques multiples de sphacèle d'aspect parchemine. — Ulcérations consécutives suivies de chéloïdes. — Pas d'altération appréciable de l'état général. — Début de la maladie il y a trois ans. — Traitements multiples. — Pas d'amélioration.

Antécédents héréditaires. — Père irritable. Mère hystérique (vue par MM. Charcot et Richer). Six enfants, une sœur choréïque.

Antécédents personnels. — Ophthalmie granuleuse à l'âge de 2 ans ; scarlatine à 10 ans. Parfois sujette aux migraines. Réglée à 11 ans et demi, sans difficulté ; depuis cette époque, réglée presque tous les 15 ou 18 jours, et ses règles durent six à sept jours. Les règles sont quelquefois accompagnées de douleurs dans le ventre et dans les reins.

Cinq mois avant le début de l'affection actuelle éruption furonculeuse sur le cou et sur le bras gauche.

Début de l'affection. — Septembre 1878. — Apparition sur la pommette droite d'une plaque rouge, un peu douloureuse, accompagnée de congestion de l'œil droit. Pas d'éruption cutanée, pas de vésicules ni de bulles. Six mois après apparition d'une plaque escharotique grise, très superficielle, de la grandeur d'une pièce de cinquante centimes.

Quelques semaines après apparition de la première plaque de sphacèle. Ces plaques se succèdent d'une façon intermittente à petit intervalle durant le cours de deux ans et se montrent au cou, au creux de l'estomac et sur le bras gauche. Leur cicatrisation est très rebelle.

Sur le bras gauche les lésions sont très intéressantes vers la partie moyenne de l'avant-bras se trouve une plaque escharotique, cette plaque aurait été précédée de 24 heures de picotement.

Les escharesne sont pas précédées d'aucune bulle, d'aucun soulèvement épidermique.

La plaque de l'avant-bras est ovale, longue de six centimètres sur trois de large, légèrement déprimée. Elle est grisâtre, parcheminée, un peu brunâtre à son centre, absolument lisse. Elle est tout à fait insensible.

La sensibilité est notablement diminuée au niveau des régions cutanées qui entourent l'eschare à une distance de 2 centimètres environ.

Lorsque l'eschare doit tomber, ce qui arrive au bout de 15 jours à 3 semaines, l'eschare brunit, tend à se soulever; ses bords se décollent légèrement, il se fait une légère suppuration et l'eschare se décolle.

Sous l'eschare apparaît le derme, avec sa couche papillaire exulcérée, couverte d'un pus abondant.

Au niveau de la main se trouve une ulcération ovalaire de 3 centimètres sur 2 centimètres, à fond brunâtre, à bords taillés à pic. Cette ulcération provient d'une eschare d'il y a 3 semaines. Un peu au-dessous du pli du coude une ulcération très bourgeonnante, en voie de cicatrisation, provient d'un eschare d'il y a 6 semaines.

Outre ses lésions l'avant-bras est parsemé de cicatrices nombreuses, vestiges de poussées analogues sur le dos de la main, on trouve 3 cicatrices, larges environ comme des pièces de 1 franc, un peu violacées, un peu saillantes et tendant à prendre l'apparence choloïde. Il existe un degré d'anesthésie très prononcé au niveau de toutes ces cicatrices.

Il existe 5 cicatrices analogues, dont une assez saillante au niveau de la région antéro-latérale du bras gauche.

Membre supérieur droit. — Au niveau de la région antérieure du poignet droit deux cicatrices du diamètre environ d'une pièce d'un franc. Au niveau du genou gauche une cicatrice du même diamètre.

Au niveau du creux de l'estomac une cicatrice blanche, peu saillante du diamètre d'une pièce de cinquante centimes. Toutes ces cicatrices ont succédé à des eschares.

Au cou, dans ses parties latérales et sous-maxillaires, se trouvent des cicatrices grandes comme des pièces de deux francs.

En avant des oreilles gauche et droite se trouvent aussi des cicatrices en nombre variable ressemblant à des cicatrices de brûlure par l'acide sulfurique. Au niveau de la pommette droite et sur le front à gauche on trouve aussi des cicatrices.

Le cuir chevelu et le reste du corps sont absolument intacts.

En résumé, nous voyons que l'hystérie est susceptible de produire des troubles cutanés superficiels parmi lesquels le pemphigus, l'urticaire, le zona, sont à citer en première ligne. Peut-être aussi peut-elle occasionner des lésions plus profondes, de gangrènes de la peau. Tout ce chapitre est composé d'éléments à la vérité un peu disparates. Nous avons tenu cependant à donner les observations espérant que des travaux ultérieurs plus précis que ceux que nous avons eu à consulter, permettront de mettre au point, mieux encore que nous ne l'avons fait, la séméïologie des troubles trophiques cutanés dans l'hystérie.

CHAPITRE DEUXIÈME

TROUBLES TROPHIQUES DU COTÉ DES TISSUS ANNEXES DU SYSTÈME CUTANÉ (POILS, CHEVEUX, ONGLES).

Les cheveux, les poils, les ongles en dépendances de la peau dont le derme les alimente, sont également sujets aux troubles trophiques dans l'hystérie.

I. — La chute des cheveux chez les hystériques a été observée par plusieurs auteurs : MM. Fabre, Carre (1) et peut-être par Krotkoff et Strokine, dont l'observation est moins concluante.

OBSERVATION XIII

(Observation IX, de l'article *hémoptysie nerveuse* (*Archives générales de médecine*), 1877, vol. 29, p. 195).
(Par Marius Carre).

Madame D..., 60 ans, à l'âge de 20 ans, hémoptysie qui se renouvela pendant trois ans, et qui disparut par un changement d'air. Mariée à 33 ans, eut un enfant au bout de 10 mois.

Allaitement et nouveau crachement de sang pendant 7

1. Carre (Marius). Observ. IX, de l'article *hémoptysies nerveuses. Arch. gén. de méd.*, 1877, v. 29, p. 195.

ans revenant à peu près tous les 15 jours. Pendant cette période fluxion dans les diverses parties du corps : figure, thorax, jambes.

La cessation de l'hémoptysie coïncide avec la suppression des règles.

Depuis l'âge de 15 ans, crises nerveuses caractérisées par la raideur des membres, perte de connaissance, serrement du poing et du pouce, contraction des mâchoires. Pendant cette période, la malade a été tourmentée par une irritabilité extrême et *des douleurs de tête, à forme névralgique, qui furent suivies d'alopécie.* Elle souffrait aussi de fréquentes névralgies intercostales et de névralgies sciatiques des deux côtés, de gastralgie : de varices très volumineuses qui augmentaient pendant les crises. Aujourd'hui elle est bien portante, sauf des accidents névralgiques variés, les crises nerveuses ont cessé avec l'hémoptysie au retour de l'âge. Elles ont été remplacées par des névralgies qui coïncident avec des poussées fluxionnaires du côté de la tête, pas de toux ; le cœur et les poumons sont sains.

Observation XIV (1).

(Due à l'obligeance de notre érudit ami et collègue, M. Zaguelmann, externe du service de M. le professeur Charcot).
Alopécie neuro-traumatique.

Le nommé L. G. Polakoff, s'occupe depuis l'âge de 19 ans (en 1872), comme menuisier au chemin de fer de Tamboff-Saratoff ; pas d'hérédité, rien à noter comme antécédents personnels jusqu'au 16 août 1874, quand le malade est tombé par terre, perte de connaissance pendant une heure, avec impossibilité de travailler pendant une semaine.

1. M. Krotkoff et V. Strokine, *Meditzinhoë Obozrienié*, 1889, XXXII, nº 17, p. 391-394. Moscou.

Rétabli complétement, il se remit à son travail, et se porta bien jusqu'en 1880, quand il reçut un ébranlement considérable pendant un déraillement. Depuis il souffrit de céphalées, accompagnées parfois de vomissements et de faiblesse générale. En 1885, Polakoff reçut un coup à la nuque par le manche de l'aiguille; il n'est pas tombé par terre, étant retenu par les ouvriers; il ressentit un vertige léger et une obnubilation momentanée de la connaissance.

Le 16 avril 1888, sa tête a été pressée entre la porte d'une voiture ; perte de connaissance pendant dix minutes ; revenu à lui il s'en alla seul et dormit profondément pendant deux heures ; impossibilité complète de travailler jusqu'au 29 avril (douleurs et lourdeurs de tête intenses, diminution notable de l'ouïe du côté droit).

Le 29 avril, il se remet à travailler, mais bientôt il fut obligé d'y renoncer. Une ou deux heures au plus après le commencement du travail se déclare chez lui une céphalée intense, du vertige, obnubilation de la connaissance et parfois aussi du vomissement. Après chaque crise le malade devient si faible qu'il est obligé de garder le lit pendant quelques jours.

Le 13 mai, à la partie convexe du crâne les cheveux commencent à tomber et le 18 mai, il se forme une alopécie ronde de trois centimètres de diamètre. La peau à cet endroit est lisse et propre. A l'examen attentif on y constate des enfoncements superficiels punctiformes, sa consistance est normale.

Les cheveux qui se trouvent à la périphérie de la calvitie s'arrachent avec facilité, leur forme et structure sont normales. La calvitie augmente graduellement, et bientôt elle occupe tout le cuir chevelu.

Etat actuel. — 12 octobre 1888. — La peau des os pariétaux est dépouillée de ses cheveux, tout dernièrement ont apparu deux petites calvities rondes à la nuque d'un demi-centimètre environ. La peau de la calvitie initiale commença à se couvrir il y a deux mois de cheveux minces et incolores qui commencent à se colorer petit à petit. En revanche ils continuaient à tomber. Le malade ne peut pas préciser la date à laquelle ont disparu les cheveux de la partie externe de la moustache droite, de la partie interne de la moustache gauche, du menton et sous la mâchoire inférieure. Sensibilité normale dans tous ses modes (douleur, température, tact et sens electrics) Pupilles égales réagissent à la lumière et à l'accommodation. Rien du côté de la vision, l'ouïe, le goût, l'odorat.

Muscles de la face intacts.

Organes thoraciques et abdominaux normaux. Inaptitude complète au travail. Affaissement très prononcé. Idées noires.

Ce dernier cas entre dans la catégorie des faits de névrose traumatique.

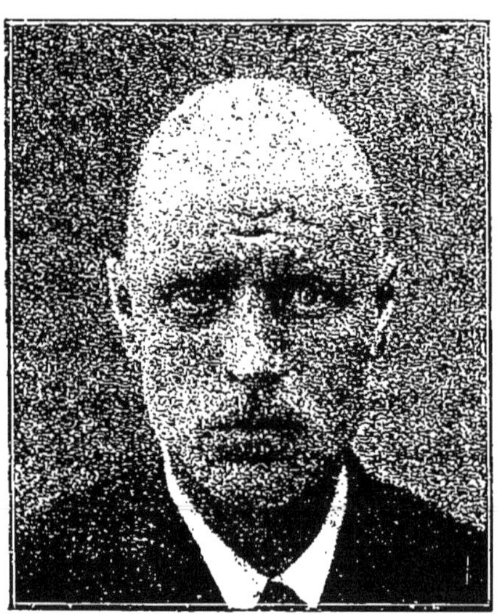

Fig.

1. Ce cliché nous a été obligeamment offert par M. Sprimont rédacteur du *Melitzinkoë obozrienié*.

La canitie observée par M. Charcot (1), et Eulemburg (2).

M. Féré, a observé un trouble trophique bizarre, survenant chez les hystériques à la suite des attaques.

Note sur un trouble trophique des cheveux survenant à la suite des attaques chez les hystériques. Ch. Féré, *in comptes-rendus et mémoires de la société de biologie.* Paris, 1886, p. 594.

« J'avais été depuis longtemps frappé de voir chez cer-
« taines hystériques un grand nombre de cheveux fen-
« dus à leurs extrémités et divisés en deux ou trois fais-
« ceaux sur une longueur plus ou moins grande.

« L'une d'elles m'avait affirmé très catégoriquement
« que ce phénomène survenait chez elle à la suite des
« séries d'attaques, mais je n'avais jamais pu observer
« le fait directement.

« Une hystérique qui porte les cheveux courts et les
« coupe très fréquemment m'a procuré l'occasion de faire
« une observation plus rigoureuse de cette particularité
« qu'elle avait remarquée elle-même. J'ai pu constater
« l'intégrité de ses cheveux dans la période prémonitoire
« de l'attaque et au moment de l'attaque ; et le lende-
« main, presque tous les cheveux, et notamment ceux

1. On trouvera dans le chapitre que M. le professeur Charcot consacre à la *canitie* rapide (*Œuvres complètes*, T. VIII, p 1891), des faits de canitie dont quelques-uns se rapportent évidemment à des hystériques.

2. Décoloration partielle et persistante des cheveux chez un garçon sain auparavant, et qui à la suite de coups reçus à la nuque fut atteint de névralgies, d'accès épileptiformes, et qui devint hystérique. Eulemburg. *Handbuch fur Nerven-Krankheiten*, 872, T. I.

« qui sont rabattus sur le front, étaient bifides à leur « extrémité. Je ne suis pas en mesure de donner des « interprétations de ce phénomène, mais je le crois peu « connu ».

II. — *Altérations trophiques et chute spontanée des ongles.* — Les troubles trophiques et la chute des ongles ont été observés dans beaucoup de maladies nerveuses. Joffroy et Pitres ont attiré l'attention sur ces phénomènes dans le tabès, la paralysie générale, la sclérose en plaques, etc. C'est à Falcone (1), médecin à Naples, qu'on doit la première observation de ce processus morbide survenant chez une hystérique.

Observation XV

Uber spontanes Abfallen der Naegel bei einer Hysterischen. Tebaldo Falcone (Naples) in Deutsche medicinische Wochenschrift. Octobre 1886.

Mme E... D..., de Rome, âgée de 50 ans, parents sains, morts, un de tétanos et l'autre de la variole. Sœurs et frères bien portants. Se maria en 1857, et eut trois enfants, bien portants. En 1870, elle alla à Turin, où elle perdit un enfant d'une affection rénale. A partir de cette année commencent les souffrances de notre malade. Jusqu'alors rien dans sa constitution ni son caractère ne dénotait une tendance névropathe. La perte de son enfant changea son caractère, elle devint méchante, triste, et commença à sentir une douleur lancinante dans la moitié gauche de la tête

1. Thebaldo Falcone. *Alterazione trofiche e caduta spontanea delle unghie in una donna isterica. Gazz. di osp. Milano*, 1887, VIII, p. 156, *idem in Medicinische Wochenschrift*, oct. 1886.

qui siégeait aux tempes, et était accompagnée de renvois et nausées (hémicranie).

Elle oublia ses devoirs, ses occupations et le présent, et ne vivait plus qu'avec le souvenir du passé.

Plus tard apparaissent des troubles digestifs (dyspesie, coliques, diarrhées, constipations), et pour compléter son malheur des troubles sensitifs et moteurs. Comme troubles fonctionnels apparaissent des paralysies passagères des extrémités inférieures, des hyperesthésies et paresthésies fugaces.

Des phénomènes laryngo-pharyngiens (toux, sensation de serrement à la gorge, enrouement et boule hystérique), salivation abondante et sueurs profuses des extrémités inférieures.

De 1870-1880 apparaissent à des périodes plus ou moins longues des troubles de l'équilibration (*Gleichgewichtsstoerungen*). Un voyage fit disparaître tous ces symptômes, excepté une toux rebelle.

Cette année apparaît comme un reste de maladie éloignée, mais non guérie, un *trouble trophique des ongles, des doigts et des orteils* qui mérite une description exacte.

En novembre 1885 la malade voulut visiter pour la première fois le tombeau de son enfant. Ce fait eut une telle influence sur elle, qu'après 6 ans de temps passé en bonne santé ou à peu près, elle fut prise de douleurs de tête hystériques; l'enrouement et la toux se montrèrent plus intenses qu'auparavant.

Après la reprise de la voix la malade sentit des fourmillements aux membres supérieurs et inférieurs, une douleur fixe et cuisante à la partie postérieure du coude gauche correspondant au niveau du nerf cubital.

De l'inquiétude, un besoin de mouvement, de distraction, qui faisait contraste avec l'abattement et la tristesse de la malade. On lui conseilla un voyage à Naples pour le carnaval. Ce voyage dissipa tous les symptômes occasionnés par tant de tristesses. Le mari accusait le peu de nourriture de sa femme, mais eu égard à son bon état psychique il n'eut rien à dire.

Le 16 février M. D.... remarque l'aspect particulier des ongles de sa femme.

Ils étaient *recoquilles et rugueux* (feinrunzelig) surtout au pouce droit et avaient perdu leur brillant propre.

Il n'y attacha pas grande importance.

Le 19 février, la malade sentit des fourmillements dans les doigts et les orteils, surtout au pouce droit et aux deux gros orteils.

A un examen plus attentif de ces parties on voyait la formation de *pus sous les ongles* de ces doigts et orteils, et le relâchement de ces ongles. La *chute complète des ongles était à prévoir*. Le 20 février les *ongles des gros orteils tombèrent*, et un pus pas très riche, mais très fétide, s'écoula.

L'ongle de la main resta quelque temps dans sa position. J'essayai de retirer autant de pus que possible par pression ; je lavai soigneusement et j'appliquai un bandeau. Quand je retirai le pansement, 10 jours plus tard, je trouvai l'ongle éloigné ; entre lui et le lit de l'ongle il y avait du pus concret et fétide. Dans le cours de deux mois, il se développa de la matrice de l'ongle et de son lit une nouvelle formation épidermique. Aux autres doigts on observa alors une croissance plus vive ; les ongles devinrent durs, et montraient peu de solidité. Ils se desquamaient facilement, et eurent moins de brillant que d'habitude.

Aux orteils les choses se passèrent normalement ; les ongles poussèrent de leurs matrices, et ils sont normaux en ce qui concerne la consistance, l'aspect et la forme.

Au pouce droit pourtant il se montrait une prolifération du lit de l'ongle sans que la matrice y prenne part. L'examen minutieux montra qu'il se formait des plaques cornées très flexibles, qui plus tard se soudaient ensemble et formaient par leur réunion le nouvel ongle, le dernier est irrégulier à la suite de grandes excroissances qui le parcourent obliquement dans toute son étendue. Il ressemble plutôt à un épaississement du lit onguéal qui s'avance vers la profondeur dans ses parties périphériques comme pour s'unir à la matrice.

CHAPITRE TROISIÈME

TROUBLES VASO-MOTEURS ET SÉCRÉTOIRES.

I

ECCHYMOSES SPONTANÉES.

Les ecchymoses spontanées se montrent chez les hystériques sous l'influence des émotions plus ou moins vives et souvent répétées.

Elles ont été observées sur les régions du corps les plus diverses, sur la lèvre inférieure, sous les ongles des orteils, mais les ecchymoses sous-cutanées, d'origine nerveuse, ont leur siége ordinaire sur le tronc et les membres.

Tantôt ces ecchymoses s'annoncent par des douleurs, tantôt ces dernières n'apparaissent que lorsque les ecchymoses se sont formées à l'inverse des ecchymoses tabétiques survenant le plus souvent dans les régions où viennent d'exister les crises de douleurs fulgurantes, une fois constituées, elles ne se comportent pas autrement que les autres ecchymoses.

Cet accident névropathique, ainsi que les écoulements de sang de même nature, ne doit pas être ignoré par le médecin légiste :

Voici maintenant quelques exemples d'ecchymoses spontanées.

Obs. XVI. Caizergues, à la suite d'un des paroxysmes auxquels était sujette sa malade, ayant examiné la peau, y remarqua de petites taches d'un jaune très clair, qui paraissaient avoir leur siége au-dessous de l'épiderme et qui disparurent bientôt.

Obs. XVII (Magnus Huss), chez Maria K..., la jeune fille de l'hôpital de Stockholm, lorsque les attaques avaient une grande intensité, on voyait apparaître sur toute la moitié gauche du corps, au tronc, et surtout autour de l'épaule, des ecchymoses et des sugillations plus ou moins grandes. Elles étaient au commencement d'un rouge clair, irrégulières, et d'une étendue de 4-6 centimètres de diamètre.

Jamais elles ne se sont montrées à droite, et l'on se rappelle que c'est à gauche aussi qu'existait une légère hémiplégie des membres. Obs. Magnus Huss (1).

Lordat (*Traité des hémorrhagies*, Paris, 1808), raconte qu'une femme de mauvaise vie, d'un caractère irascible, fut prise par les envoyés de la police, et conduite à la maison de force. Elle entra dans une colère affreuse, à la suite de laquelle il lui survient une hémorrhagie par le nez et par la bouche, et une éruption de taches pourprées qui lui couvraient tout le corps, et dont les plus grandes avaient un pouce de diamètre.

M. Gilles de la Tourette, dans son remarquable mémoire intitulé : *Considérations sur les ecchymoses spontanées et sur l'état mental des hystériques* (*Nouv. Iconographie de la Salpêtrière*, 1890, février, mars), nous donne le cas d'une malade âgée de dix-neuf ans, à hérédité nerveuse très chargée qui, le 9 décembre 1889, appelait son attention

1. *Archives générales de médecine*, 5me série, t. X, 1578, p. 1, 129.

sur une « rougeur » siégeant à la face interne du tibia droit, qu'elle avait remarquée le matin même en vaquant aux soins de sa toilette. La veille au soir, à la suite d'une vive contrariété, elle avait eu une crise de larmes ; son sommeil avait été entrecoupé par des rêves terrifiants ; ce qui lui arrivait souvent d'ailleurs, et vers le matin elle avait ressenti une vive douleur à la face interne de la jambe droite. Elle fut toute surprise en s'habillant de constater à cet endroit la « tache » que nous avons indiquée, laquelle de forme ovalaire, à grand diamètre vertical, mesurait environ cinq centimètres de longueur sur trois centimètres de largeur. Elle fut encore plus surprise lorsqu'on constata chez elle une hémi-anesthésie droite particulièrement marquée au membre inférieur qui avait été pendant la nuit le siége de douleurs spontanées qu'on observe parfois chez les hystériques dans les régions anesthésiées.

A quelle cause fallait-il attribuer le développement de cette hémorrhagie sous-cutanée qui les jours, suivants jusqu'à sa disparition, passa par toutes les nuances ordinairement observées en pareil cas? La malade affirmait ne s'être pas heurtée ; elle était sûre que l'ecchymose n'existait pas le soir au moment du coucher; il était non moins certain qu'il n'y avait pas eu pendant la nuit d'attaques convulsives.

M. Gilles de la Tourette, après avoir envisagé tous les éléments d'un diagnostic différentiel, n'hésite pas à faire entrer cette lésion dans la catégorie des « ecchymoses spontanées des hystériques ». Ces ecchymoses spontanées sont beaucoup plus fréquentes qu'on ne le croit généralement, et s'il existe plusieurs observations des plus probantes, éparses çà et là dans la littérature médicale, il ne faudrait pas cependant les chercher sous ce titre, car l'interprétation a, comme il arrive souvent en médecine, été dans la circonstance nuisible à la bonne observation, et il règne à leur sujet des opinions un peu particulières. Lorsqu'on les rencontre dans les faits cliniques, les auteurs, décrivant par exemple l'hystérie convulsive, n'hésitent pas à les attribuer aux chocs subis dans les accès. Cependant lorsque, comme dans le cas de Bergerett, elles siégent à la partie interne des cuisses, il est assez difficile de leur attribuer cette pathogénie. Ou bien encore on les étiquette du nom de « purpura » alors qu'il existe concurremment d'autres troubles vaso-moteurs, épixtaxis, mœlena, phénomènes absolument du même ordre. L'auteur, du reste, dans ce cas particulier, n'a pas manqué de rapprocher ces accidents les uns des autres et, il est bien près d'indiquer la valeur pathogénique des ecchymoses qu'il a observées (1).

C'est dans les recueils consacrés surtout aux hémorrhagies cutanées « aux stigmates » des hystériques qu'on les rencontre plus particulièrement; et il n'est guère d'observations où à côté d'hémorrhagies se faisant par le tégument externe, on ne trouve des ecchymoses, premier degré de l'hémorrhagie, on consultera à ce sujet avec le plus grand profit les observations de Magnus Huss, d'Astley Cooper (2) et de Froidefond (3).

Il s'en suit qu'à l'état individuel ces ecchymoses sont

1. Clopatt. *Études sur l'hystérie infantile* (1888, Helsingsfors. Obs. XIII, p. 73 en français, travail de la Salpêtrière).

2. Cité par Laycock. *A treatise on the nervous deseases of Women*, 1840, p. 234.

3. *Contribution à l'étude de quelques hémorrhagies névropatiques*. Th. Paris, 1879.

le plus souvent négligées ou passées sous silence. Nous avons déjà attiré l'attention sur l'intérêt que ces ecchymoses et les écoulements de sang qui les accompagnent paraissent avoir au point de vue médico-légal.

Analysons le cas si magistralement observé par Magnus Huss qui le rapporte à l'hémophilie.

Une pauvre servante de vingt-trois ans se plaint d'avoir été violemment souffletée par ses maîtres et « d'avoir reçu des coups sur le crâne avec un corps dur ». Elle montre d'ailleurs pour corroborer son dire un écoulement de sang très abondant, et qui se fait au niveau du vertex. Ne conviendrait-il pas d'arrêter les auteurs de cette sauvage agression d'autant que les coups ont déterminé chez elle « après les convulsions qui lui firent perdre connaissance, un état de torpeur physique qui dura onze jours ». On la place en observation, à l'abri de toutes violences, et cependant les hémorrhagies ne cessent pas, bien au contraire, elles apparaissent au niveau des cils, la peau se couvre de taches ecchymotiques, il y a des vomissements de sang.

Magnus Huss, clinicien de premier ordre, auquel il est donné d'observer la malade, non seulement nous décrit d'une façon extrêmement remarquable ces hémorrhagies mais saisit sur le vif le mécanisme de leur formation.

La malade était devenue un objet de curiosité à Stockholm, on venait d'observer ces écoulements de sang qui se faisaient au niveau d'un tégument indemne de toute solution de continuité, et les cadeaux témoignèrent de l'intérêt qu'on prenait à ce spectacle. La malade avait tout bénéfice à s'entretenir en semblable état. Aussi arriva-t-elle « à provoquer à sa fantaisie des accès d'hémorrhagies. Voici comment elle s'y prenait. Elle cherchait à se prendre de querelle, à se disputer avec quelque autre malade, et l'excitation qui s'ensuivait avait fort souvent pour conséquence une hémorrhagie ; il a semblé aussi qu'elle pouvait sans cause pareille, par l'effet de sa volonté, se mettre dans une disposition d'humeur telle qu'il en résultât une hémorrhagie ».

Ces dernières considérations renferment, on peut le dire, tous les éléments de l'interprétation des ecchymoses spontanées et des hémorrhagies, c'est aussi chez les hystériques, et peut-être dans tous les troubles trophiques, qu'on observe de la névrose.

Si l'on s'èn rapporte, en effet, aux considérations développées par M. Gilles de la Tourette sur *l'état mental des hystériques*, on voit que la caractéristique de cet état n'est autre qu'une impressionnabilité, une suggestibilité extrêmes. Cette suggestibilité qui est seule en œuvre de diverses façons : émotions vives, rêves de l'attaque ou du sommeil, est capable de produire des effets physiques directement en rapport avec la crise en œuvre. Un malade observé par M. Charcot, est renversé par une voiture sans du reste, avoir été haché par les roues, ainsi que l'ont remarqué des témoins oculaires. Il se relève, regagne son domicile. A quelques jours de là son sommeil est envahi par des cauchemars pendant lesquels il a la notion des roues qui circulairement lui passent sur le corps. Bientôt se développe une paraplégie avec zône d'anesthésie siégeant juste au niveau du passage imaginaire des roues de la voiture. Une malade de M. Féré fait pendant la nuit un rêve de course prolongée, et se réveille paraplégique. On pourrait multiplier ces exemples dont on trouvera ample moisson dans les *Leçons du Mardi*.

Ils montrent quelle part prend l'état mental de l'hystérique à la production des phénomènes somatiques. Si à la santé il n'est pas toujours facile de remonter à la mise en œuvre exacte, la notion générale peut suffire, mais dans le cas de Bergeret où la malade montrait des ecchymoses aux endroits où le diable l'avait frappée avec sa queue; chez Madeleine Bavent, dans l'épidémie de Louviers (XVIIe siècle), qui était couverte d'ecchymoses, puisque le diable l'avait rouée de coups, il est impossible de ne pas voir un rapport direct entre l'impression mentale et la signature physique de cette impression. C'est pourquoi la malade de Magnus Huss, désirant de voir se produire chez elle des ecchymoses, se mettait dans l'état mental le meilleur à la réalisation de ses désirs, celui de l'attaque qui se rapproche de très près de l'état mental du somnambulisme provoqué. Nous rappellerons que dans ce dernier état, en dehors des paralysies, contractures et autres phénomènes hystériques, pour ainsi dire, d'ordre banal, on peut produire, ainsi que nous l'avons vu dans le service de notre maître, M. le professeur Charcot, des vésications ou des hémorrhagies sous-cutanées, ainsi que M. Mabille en a rapporté des exemples.

L'apparition de ces troubles trophiques chez les hystériques doit donc être cherchée directement dans leur état mental si particulier.

II

LES SUEURS DE SANG D'ORIGINE HYSTÉRIQUE.

Définition. — *La sueur* de sang, *l'hématidrose; Blutschwitzen* des Allemands, *Ephidrosis cruenta* et *Bloody-sweat* des Anglais ; sont des épanchements de sang ayant lieu par la peau, de quantité plus ou moins abondante, de coloration plus ou moins intense, et durant, depuis quelques secondes à plusieurs jours. Elles sont généralement sous la dépendance de l'hystérie.

Historique. — Les anciens ont plutôt indiqué que décrit les sueurs de sang qu'ils ont rapportées à des causes plus ou moins bizarres. « Germanus (*de Miraculis mort.*, *lib. II*, *tit. VI*, § 365, cite Hippocrate comme ayant observé le premier une sueur de sang dans la maladie de *Lycia*. (*Lib. de Morb.*, vulg., § 2). Mais Caizergues en lisant attentivement le texte grec, n'a pu découvrir aucun mot qui correspondît au mot *sang*, qui paraît avoir été ajouté par quelques traducteurs, notamment par Van der Linden ».

Aristote en fait mention dans ces deux passages de ses écrits :

Jam nonnulis accidit, ut cruentum quoddam excrementum sudarent, propter vitiatum corporis habitum, scilicet cum corpus laxum, fluxumque esset, sanguisque propter cruditatem humesceret, imbecilitate caloris, qui exiguis venulis inclusus, concoquere non posset (Lib. III, *part. anim.*, cap. V).

Si sanguis immodice humescit, morbus infestat ; sic enim in specie sanie diluitur, et adeo serescit, ut jam nonnulli sudore cruento exundarint (*Histor. animal.*, lib. III, cap. 29)(1).

(1). Nous avons trouvé dans le texte grec le passage suivant qui rappelle le second passage latin :

Γίνεται γὰρ ἰχωροειδὲς, καὶ διοροῦται οὕτως, ὥστε ἤδη τινὲς ἴδισαν αἱματώδη ἱδρῶτα καὶ ἐξίον ἐνίοις οὐ πήγνυται παντελῶς, ἢ διωρισμένως και χωρίς.

Quelquefois il (le sang) se tourne en lymphe et est tellement

« Théophraste, d'après le témoignage du médecin grec, Monas, dit que la sueur ressemble quelquefois au sang :

« *Jam vero ferunt nonnulli et sanguini* (*sudorem*) *assimilasse, ut Monas, médicus, dicebat, extracto scilicet multo e venis humore, crudo tamen et veluti segregato* (*De sudoribus*, p. 456).

« La sueur de sang a lieu, suivant Galien, lorsque les pores étant un peu dilatés, livrent passage à cette tumeur.

« *Quandoque poris amplius dilatatis effluit ipse sanguis* (*De usu respir.*, cap. I, tom. 5, p. 408. Edit. Chartier).

« Fernel est le premier parmi les modernes qui ait observé une sueur de sang, dont il fait remonter l'origine à la faiblesse du foie et de la faculté rétentrice.

« *Sed et interdum sanguinem animadverti ab extremis venis quæ in cutem desinunt, multis è locis effundi qui nullo ardore livescebant.... Ab imbecilitate jecoris facultatisque retentricis* (Lib. IV, cap. VI, pag. 492).

Un professeur de l'Université de Montpellier, Rondelet (cap. 11 et 18 lib., de *Diagnoscendis morbis*), vit deux fois dans l'année 1547, chez un jeune étudiant, un sang séreux transsuder de toutes les parties du corps, ce qui était dû, ajoute-t-il, à la faiblesse de l'extrémité des veines, et à l'état de *ténuité* de ce fluide.

Fabricius Hildanus (*Obs. Chirurg. cent. VI. Obs. LXXVI*) rapporte qu'en 1626, un enfant de 12 ans fut pris, à la suite d'une marche forcée et de l'usage du vin dont il

séreux qu'on a vu *des personnes en cet état suer du sang*. Il arrive dans cette maladie que le sang sorti du corps ou ne se coagule point ou se coagule inégalement et par morceaux (en s'isolant). Aristote. *Histoire des Animaux*, Liv. III, chap. XIX sur le Sang). Trad. franç. par Barthélemy Saint-Hilaire.

n'avait pas l'habitude, d'une fièvre dans laquelle le sang s'échappa d'abord par les gencives, et ensuite par tous les pores de la peau. Ce sang était très séreux, et l'enfant très faible et très pâle. *Et quia sanguis summe tenuis, fluxilis et serosus, præterea a natura irritata compulsus exitum per extrema venarum molitus est, pulsus debilis, totus pallidus et valde imbecillis ipse extremas partes frigidas habuit :*

« On lit dans Tulpius (Obs. méd., cap. XXXI), qu'une fille âgée et mélancolique, dont les seins étaient rongés depuis longtemps par un cancer, fut atteinte d'une hémorrhagie cutanée si abondante, que la malade y aurait infailliblement succombé si on n'eût employé de bonne heure les astringents les plus actifs.

« Zacutus Lusitanus (*Praxis Medic. admir.*, lib. III, obs. XLI), dit que quelques personnes malades de la peste ont sué le sang pendant deux jours.

« Georges Agricola, Jean Kentmann, Georges Fabricius, Diemerbroek, etc., ont observé le même phénomène dans cette maladie, ces sueurs de sang, analogues à celles qui surviennent dans la dernière période des fièvres adynamiques, du scorbut, etc., tiennent à la même cause c'est-à-dire à la dissolution putride et gangréneuse du sang et à l'action des solides. Des sueurs de sang ont été observées dans la fièvre jaune. La morsure du serpent hémorrhoïs, de la corale, de l'ibiroca, ou ibyara, etc., qui altère profondément l'union des parties constitutives du sang, le corrompt subitement, et le met dans un état de dissolution telle, que cette humeur sort en abondance par les narines, les extrémités des doigts, et toute la surface du corps, en forme de sueur, suivant les observations de Lucain, de Reges, de Jacques Grovin,

Georges Marggrave et P. Kircher. On trouve dans le poète Lucain la citation suivante :

Sic omnia membra........
« *Emissere simul rutilum, pro sanguine, virus,*
Sanguis erant lacrymæ, quœcumque foramina novis
Humor, ad his largus manat cruor, ora redundant.
Et patulæ nares, sudor rubet, omnia plenis
Membra fluunt venis, totum est pro vulnere corpus ».

(LUCAIN, lib. IX Phars).

« Le dernier degré de la consternation et de l'abattement causé par les affections morales tristes et débilitantes, a quelquefois jeté tout le corps dans un si grand état d'asthénie, que les pores de la peau n'opposant plus de résistance au sang, celui-ci s'est exhalé à travers les ouvertures ».

« C'est à cette cause qu'on doit rapporter les hémorrhagies cutanées dont parlent quelques historiens et entre autres les suivants : De Thou (*Histor.*, lib. II), raconte que le gouverneur de Montmartin ayant été appelé en pourparler, et retenu prisonnier par Auguste, fils naturel du prince de Saluces, et enfin menacé du dernier supplice s'il ne rendait pas la place, fut tellement frappé de la crainte d'une mort si injuste qu'il en sua le sang de tout le corps.

« Florentinus Lendanus (*Martyrolog.*) rapporte qu'une religieuse étant tombée au pouvoir d'une troupe de soldats effrénés éprouva tant de frayeur qu'elle mourut en leur présence d'une sueur de sang. On trouve dans les actes des curieux de la nature (Ann. X. D. 11 Obs. CLXXIX) une observation faite par Georges-Tobie Durrius, sur un étudiant qui, ayant été mis en prison pour quelque délit nocturne (*propter insolentias nocturnas*), en eut un si grand chagrin qu'il fut couvert à la poitrine, aux bras et aux mains d'une sueur de sang qui ne cessa que lorsqu'il eut été mis en liberté.

« Maldonatus (*Comment. ad Math.*) dit qu'un criminel ayant entendu prononcer la sentence qui le condamnait à mort eut une sueur de sang générale.

« Le sujet de mon observation est une femme jeune, fortement constituée, d'un tempérament très sanguin, très irritable, très disposée aux affections nerveuses, spasmodiques, et qui jouit, hors des accès de la colique, de la plus belle santé (Caizergues. Obs. XVI).

« La sueur de sang est survenue dans un moment où la sensibilité portée au plus haut degré d'excitation a ajouté encore à l'état habituel de force et de ton dont jouissent chez cette dame les solides et les fluides. C'est pendant la plus grande intensité de la néphralgie, le pouls étant très serré, que l'hémorrhagie cutanée s'est faite ; le sang fourni par cette effusion et par la saignée, a présenté une très grande consistance ; enfin l'opium, en calmant cette irritation excessive, a fait cesser l'hémorrhagie. On doit donc admettre ici pour cause de la sueur sanguine, cette augmentation des mouvements toniques des solides, qui est connue sous le nom de *spasme*.

« Le spasme est l'élément primitif et essentiel de la douleur. C'est ce spasme aussi violent que douloureux, dont les reins, et successivement l'estomac et les viscères abdominaux, ont été tourmentés, qui, se répétant sympathiquement sur le tissu cellulaire et l'organe cutané, y a dirigé et établi un mouvement fluxionnaire. Il en est résulté alors : 1° dans les vaisseaux capillaires de ces parties, une augmentation vicieuse de leurs mouvements toniques qui en a exprimé le sang ; 2° dans les pores exhalants une dilatation active correspondante ou *synergique*, qui a permis au sang exprimé par les vaisseaux capillaires de s'échapper et de se répandre au dehors.

« C'est donc une hémorrhagie cutanée active, et du genre de celles qui ont servi à Pierre Lombard à déduire, dans une thèse soutenue à Paris, sous la présidence de Fagon (*Sudor cruentus fit-ne vi naturæ ?* Paris, 1665), cette conclusion que la sueur de sang peut se faire par un effort de la nature.

« *Ergo sudor cruentus a vi naturæ fit.*

« Mais les hémorrhagies cutanées de cette espèce sont très rares, et l'on en trouve très peu dans le nombre des sueurs de sang dont les observations nous ont été transmises.

« En voici trois exemples :

« La sueur de sang dont parle Zacutus Lusitanus, laquelle jugeoit, d'une manière critique, une fièvre sanguine, dont un homme très vigoureux étoit atteint chaque printemps, présente tous les caractères d'une hémorrhagie active.

« *Animosus vir quadratus, succulentus et bene educatus, adventante vere, in febrim sanguineam incidebat ; hanc natura, antequam expectaret artis opem, persanabat oborto sudore sanguineo, aliquando in quinto, sexto aut septimo morbi die. Hic per diapedesim et toto calidissimo et fervido, igneoque spiritu permixtus, bidito sensim ac sine sensu emanabat : nam exeunte sanguine pruritus ingens per totam corporis superficiem sentiebatur. Eo finito æger usque ad aliud solstitium vernale salubriter vitam degebat* (*Zacutus Lusitanus*, lib. III, *prax. med. admir.*, obs. LXXV.

« Vicarius a consigné dans les *Ephémérides des curieux de la nature*, l'observation d'une sueur de sang qui s'étoit répétée plusieurs fois dans le cours d'une fièvre hémitritée, chez une personne d'un tempérament sanguin, sujette autrefois à des hémorrhagies abondantes, et dont tout le corps étoit bien constitué et sans infirmité.... *Habitus corporis totus eusarcus est et absque omni labe, in quo nec mimima excoriatio apparet.*

« Les passions excitantes et expansives peuvent quelquefois produire des sueurs de sang qu'on ne sauroit classer parmi les hémorrhagies passives. Boituau (*de l'Excellence de l'homme*) raconte qu'Alexandre le Grand ayant vu dans une bataille qu'il livroit, ses troupes reculer, entra dans un accès de colère tel qu'il sua abondamment le sang de tout son corps.

« Je ne pense pas qu'on doive rapporter à la même cause les trois dernières observations. Dans mon observation c'est une affection spasmodique qui a exprimé le sang contenu dans le système capillaire cutané. Dans les trois autres le sang a obéi à un mouvement contraire de raréfaction et de dilatation qui l'a poussé vers la périphérie du corps.

« Le Sauveur fut affecté de l'hématidrose pendant ses ferventes prières.

« *Les Ephémérides des curieux de la nature* fourniroient divers exemples parmi lesquels on distinguoit des cas d'hématidrose pendant le coït ; sur un enfant nouveau-né, et sur le front seulement d'un hypocondre. Paulini a également observé une sueur de sang qui avoit lieu pendant les agitations de l'acte vénérien. Dilthey a vu une transsudation sanguine sur toute la poitrine après un usage de fleurs d'arnica. Haller a montré, d'après plusieurs autorités, qu'une sueur de sang a eu souvent lieu sans le moindre désavantage. Cet illustre écrivain a également fait mention, d'après Zacutus et M. Raymond, de l'hématidrose critique; et, ce qui est peut-être une observation unique, il cite un M. Vigneul de Marville, qui mourut à la suite d'une sueur de sang si abondante que toutes les parties de son corps furent trouvées exsangues.

« Les faits qui prouvent que chez quelques femmes la menstruation totalement suspendue a lieu sous la forme d'une hématidrose locale, ne sont pas rares; et un auteur des *Annales cliniques de Montpellier* a vu un cas dans lequel une abondante exsudation sanguine par la surface de deux mamelles tenoit régulièrement lieu des règles.

« Cromwell Mortimer cite une fille d'Amsterdam dont les menstrues avoient pris la forme de transsudation de sang qui se faisoit par la peau de la tête ».

Caizergues. *Annales cliniques de Montpellier*, 1814, t. XXXV, p. 239.

Après les mythes de l'ancien temps, qui nous donnent l'histoire lugubre des dermatorrhagies du Christ, de Hérode, d'Alexandre le Grand on retrouve les hémorrhagies hystériques signalées dans presque toutes les histoires de possession. Elles existent chez saint François d'Assise, chez sœur Jeanne des Anges, chez sainte Thérèse ; mais, en dehors de commentaires récents, elles sont à cette époque considérées comme miraculeuses. Ce fut Gendrin qui le premier attira l'attention sur les sueurs de sang. Il raconte un cas dans la *Gazette des Hôpitaux* « chez une femme de 26 ans, après un coup reçu d'un bœuf sur la région épigastrique, elle eut des vomissements de sang, plus tard apparaissent des hémorrhagies par la peau qui durent jusqu'à l'âge de 46 ans ». Pinel ne fait qu'à peine mention de cette maladie dans sa « *Nosographie philosophique* ». Gendrin rapporte d'après ses propres observations que le sang jaillirait même chez des hommes robustes après de fortes excitations congestives. Ces cas de Gendrin toutefois, ainsi que celui de Joseph Frank dans le *Traité pratique des maladies de la peau*, et le cas de Van Swieten dans ses Commentaires n'ont pas été constatés d'une façon bien scientifique pour qu'on puisse tirer une conclusion bien fondée.

Toutefois il ressort de la lecture des anciens livres que les fortes excitations du cerveau et du système nerveux, les fortes émotions, ainsi que les excès vénériens et alcooliques étaient considérés comme causes de cette maladie.

Si nous cherchons dans les observations prises plus soigneusement nous trouvons l'intéressant cas du Dr Krocker cité par Tittel.

Une jeune fille de 23 ans, de petite stature, et constitution débile, présenta d'abord à la suite d'une forte émotion des troubles menstruels, plus tard des émissions sanguines par les mains et la poitrine, et enfin par les voies urinaires et par le rectum. Cette maladie ne fut pourtant pas considérée par l'observateur comme une hématidrose, mais comme des troubles menstruels. Un cas non moins intéressant et analogue pour les voies d'émission nous est donné par le Dr Ebers de Breslau, cité par Tittel : Une jeune fille très impressionnée par la mort d'un de ses amants sur le champ de bataille et par l'infidélité d'un second, présente d'abord des manifestations hystériques, troubles menstruels, mélancolie, des hallucinations nocturnes, ensuite des convulsions et des crampes. En 1822 apparaissent pour la première fois les sueurs de sang à la main ; elle avait en même temps de la gêne précordiale. Après des émissions sanguines répétées aux mains, aux pieds, au visage, et enfin une forte métrorrhagie qui amena un collapsus, auquel suit la stupeur et faiblesse d'esprit avec mort. Ce cas (1813-1825) est très bien observé par le Dr Ebers qui vit comme Tittel le sang sortir par les glandes sudoripares.

Ce cas est mentionné dans la dissertation inaugurale du Dr Schultze (Breslau), qui l'observa à la même époque. Hufeland dans le « *Journal der practischen Arzneikunde* » parle d'une femme qui était réglée par une balafre occasionnée par un abcès du nombril et qui dura pendant deux ans ; il cite encore le cas d'une jeune fille qui disait avoir ses règles par les genoux.

Dans les *Archives de médecine* de 1829, il y a le cas d'une jeune fille chez laquelle les règles se sont suspendues pendant trois ans, et qui voyait ses menstrues par une éruption vésiculeuse du doigt ; ensuite le cas d'une prostituée chez laquelle les écoulements de sang se faisaient par des taches ayant la grandeur d'une pièce de 5 francs et siégeant soit à la poitrine soit à l'aisselle, soit au dos, soit aux fesses, soit à l'épigastre.

En 1836 on trouve un compte-rendu plus complet dans les « *Schmidts Jahrbücher* » fait par Heusinger.

La femme avait des *ovaries* et des fistules recto-vésico-vaginales, les règles furent troublées un jour malgré leur marche toujours régulière qu'elles avaient avant ; elles commencent à apparaître dans diverses parties du système cutané, et spécialement à la face. C'était une personne très hystérique.

L'Heretier dans son « *Traité complet des maladies de la*

femme » mentionne d'après Gardien le cas d'une jeune fille chez laquelle il y avait la suppression des règles, des hémorrhagies par des vésicules siégeant sur les jambes pendant 6 mois par une éruption sur le bras gauche durant une année, par une plaie du pouce durant 6 mois et par la paupière supérieure pendant 2 ans.

Une sorte de scepticisme a régné pendant un temps assez long dans l'esprit médical à l'endroit de la sueur de sang. Peu s'en fallait qu'on ne la reléguât parmi les faits rares et quelque peu fabuleux admis souvent sur la foi et la tradition, et auxquels manquait le contrôle d'une science rigoureuse.

En 1859, Parrot (1) fait une étude très complète sur la question, il examine le sang émis dans l'hématidrose, l'examen lui révèle la présence d'un grand nombre d'hématies particulièrement régulières, de quelques rares globules blancs, et de fragments d'épiderme au milieu d'un liquide incolore et transparent.

Pour ce qui concerne l'observation de M. Huss, Parrot démontre que c'est bien d'une hématidrose et non d'une hémophilie qu'il s'agit, l'observation était publiée sous ce dernier titre.

« *Description. — Quelle est la voie de sortie du sang.* — Les anciens faisaient sourdre le sang par les pores et les méats veineux. Bichat, non moins à l'aise, voulait qu'il s'échappât par les prétendues bouches des prétendus exhalants cutanés. Laissant de côté ces hypothèses, fournies par une anatomie toute de fantaisie, nous rappellerons qu'à la surface de la peau existent

1. Parrot. *Etude sur la sueur de sang et les hémorrhagies névropathiques. Gaz. hebd. de méd. et chir.*, 1859, p. 633.

deux ordres d'orifices ; les uns appartenant aux glandes sudoripares, les autres aux follicules pileux et sébacés. D'après Gendrin, il n'est pas douteux que le sang ne s'échappe par les bouches de la sueur ; c'est la seule opinion possible quand l'hématidrose se montre sur la pulpe des doigts et à la face plantaire des orteils. Mais dans les autres régions du corps? Le professeur Magnus Huss (1) pensait que chez la jeune fille soumise à son observation, l'hémorrhagie a été consécutive à la rupture des capillaires qui alimentent les bulbes pileux, les follicules sébacés et les glandes cérumineuses de l'oreille. Les seuls points de la surface de la peau, dit-il, qui sécrétaient le sang étaient, à l'exception du conduit auditif extérieur du côté gauche, ceux où il y a des cheveux ou des poils : le crâne, les bords des paupières, l'aisselle gauche, le tour du mamelon gauche et le pubis. Il aurait vu, ajoute-t-il, à l'aide de la loupe, le sang filtrer autour de la racine des cheveux. Ce détail d'observation semble d'une finesse trop grande ; il ne saurait entraîner la conviction. La rapidité avec laquelle se manifeste l'hématidrose, l'épanchement quelquefois considérable dans un temps très court, supposent d'une part des voies parfaitement libres, et d'autre part, une vascularisation abondante des organes qui en sont le siége. Les glandes sébacées réunissent-elles cette double condition ? Depuis le fond de leur utricule jusqu'à leur orifice cutané elles sont pleines, obstruées par une matière presque solide ; comblant l'espace compris entre le poil et l'épiderme ; les vaisseaux qui se distribuent sur les

1. Magnus Huss (Observation XVIII).

lobules de ces glandes ou dans leur intervalle sont en petit nombre, et on n'a trouvé des capillaires abondants qu'autour des glandes volumineuses, telle que celles du pubis, du scrotum et de l'oreille (1), autant de conditions, peu propres à faire des follicules sébacés le siége anatomique de l'hématidrose. Les glandes de la sueur, au contraire, ne contiennent qu'un liquide clair, transparent, sans matériaux organisés ; et si dans les grosses glandes du creux axillaire on trouve exceptionnellement des granulations et des noyaux isolés, ces rares corpuscules n'apportent aucun obstacle au cours du fluide sudoral.

« Pour la vascularité, elle est telle dans ces petits organes que sur les portions de la peau qui ont été heureusement injectées, elles se présentent sous l'aspect de petits corps rougeâtres, et qu'on les prendrait pour des dépendances des troncs artériels.

« Les glandes sudoripares présentent un développement considérable, justement dans les régions où le Dr Magnus Huss a vu sourdre le sang chez sa malade et que les follicules sébacés, au contraire, sont relativement petits et peu développés.

« Le microscope a fait voir, il est vrai, dans le sang recueilli par M. Huss quelques lamelles épithéliales ; mais dans aucun cas il n'a révélé l'existence de cellules graisseuses ou de granulations. Le sang qui s'est montré sur le bord des paupières venait très probablement, selon M. Huss, des follicules ciliaires, il nous eût semblé tout aussi naturel de le faire sourdre des glandes lacrymales.

« Quant au sang du conduit auditif externe, il venait,

1. Kolliker. *Histologie humaine*. Trad. Béclard et Sée (Paris, 1856, p. 190).

selon le médecin de Stockholm, des glandes cérumineuses, ces glandes sont identiques aux glandes de la sueur, par leur forme et leur structure.

« *Conclusion.*—L'hématidrose a comme siége les glandes sudoripares, toutefois l'hypothèse du siége de cette hémorrhagie dans les follicules sébacés n'est pas une impossibilité.

« Abordons maintenant le *mécanisme de l'hématidrose.* Pour beaucoup de pathologistes, il n'y a guère, entre les phénomènes sécrétoires et certaines hémorrhagies qu'une différence de degré. Ainsi, depuis Galien jusqu'à une époque qui touche à la nôtre, on admettait une identité de siége et de nature entre ces différents *flux*, et l'on arrivait des premiers aux seconds, du flux de sérosité au flux sanglant, de l'excès de sécrétion à l'hémorrhagie, en faisant intervenir une dilatation plus ou moins exagérée d'orifices ou de canaux que l'on supposait communiquer avec les vaisseaux sanguins, ou n'en être que la continuation et la terminaison. Aujourd'hui, il est démontré qu'entre les voies glandulaires et le globule sanguin, cette caractéristique de l'hémorrhagie, il y a une paroi sans porosités dilatables, et que cette paroi ne saurait être franchie à moins de rupture préalable.

« Dans l'hématidrose la déchirure n'est pas apparente; mais on peut affirmer qu'elle existe, et considérer comme très probable qu'elle a lieu dans le réseau capillaire situé immédiatement au-dessous de l'épithélium de la glande.

« Si dans l'hématidrose il ne se produit pas d'extravasation, si tout se passe à la superficie de la peau et rien dans son épaisseur, c'est que la paroi du vaisseau ayant éclaté, le sang trouve d'un côté une cloison fibreuse qui le sépare des tissus voisins et lui résiste, tandis que de l'autre une voie toujours libre lui est ouverte vers la surface cutanée. La vieille et pittoresque dénomination de sueur de sang est donc exacte comme indication de l'organe affecté, mais cesse de l'être quand on l'applique au mode suivant lequel se produit le phénomène morbide.

« La *nature de l'hématidrose* a donné cours à beaucoup de théories et de discussions.

« Aristote pense que la surface cutanée et le sang sont également altérés dans la sueur de sang. La peau raréfiée, relâchée, laisserait traverser ses pores démesurément dilatés par un sang ténu et aqueux. Suivant Galien la dilatation des pores par un esprit chaud suffirait pour expliquer le phénomène.

« Fernel en trouve la cause dans l'atonie du foie ! Averrhöès et Sennert sont de l'avis d'Aristote. Marcellus Donatus qui discute les opinions du philosophe de Sragyre fait intervenir un amoindrissement des forces nutritives.

« A toutes ces causes Cœlius Rodiginus ajoute une dépravation constitutionnelle. Pour les Stahliens, l'hématidrose est une hémorrhagie naturelle, c'est-à-dire de cause interne ; les pores de la peau, anormalement dilatés, laissent passer avec la sueur, un sang délayé, de même que dans d'autres cas ils fournissent avec le liquide respiratoire une lymphe glutineuse ou les éléments d'une bile jaunâtre.

« Tous les auteurs, comme on voit font, intervenir un état anormal du solide et une altération du liquide. Le sang tombe en dissolution et cette fluidité lui permet de quitter ses voies naturelles pour entrer à plein canal dans les exhalants de la peau, privée elle-même de sa tonicité physiologique. Freind, Boerhaave (1), Van Swieten et plus près de nous Pinel, mettent la sueur de sang au nombre des hémorrhagies qu'engendre la pléthore chez les femmes dont les règles sont nulles ou insignifiantes. Voici quelle est sur ce point l'opinion de Gendrin : « Les hématidroses reconnaissent les mêmes causes que les autres hémorrhagies. Les faits les montrent très souvent liées à un état de pléthore générale et à une congestion sanguine plus ou moins prononcée sur la partie de la peau où elles se manifestent ».

« Dans deux de ses observations, dont une en consultation avec le professeur Andral, Parrot a constaté, au contraire, l'existence d'un état chlorotique avec bruits vasculaires dans les gros vaisseaux du cou.

« Boerhaave et Caizergues n'ont pas écrit le mot de chlorose dans leurs observations, mais ils nous laissent deviner à chaque ligne que leurs malades étaient chlorotiques. La jeune Suédoise du Dr Huss était anémique, avait du souffle dans les régions carotidiennes, palpitait à la moindre émotion.

« Chez tous ces sujets le sang était donc pauvre en globules, caractère hématologique tout à fait opposé à celui de la pléthore, à moins qu'on invoque la pléthore séreuse ? Il est assez intéressant de remarquer que l'hydrémie chez les malades atteints d'hématidrose semble donner raison aux partisans d'Aristote, qui admettaient un état aqueux du sang contre Boerhaave et son école.

1. *Aph.* 1286 : *Ab eodem sic accumulato sanguine, miræ sæpe parantur viæ, raris secretionibus menstruis notæ ; dum per oculos, aures, nares, gengivas, vias salivæ, œsophagum, alvum, vesicam, mammas, cutem, vulnera, ulcera, exire viderunt medici.*

« La vérité n'est dans aucun des deux champs, car il est parfaitement établi que l'hydrémie, suite d'une diminution des globules, n'est pas la cause de l'hématidrose ».

De l'examen de faits pour nous éclairer sur les conditions étiologiques de la sueur de sang ; nous trouvons un ensemble pathologique très homogène que l'on classera immédiatement et sans aucune contestation parmi les affections nerveuses.

Ainsi la malade de Parrot, subissant dès l'âge de six ans les conséquences d'une prédisposition originelle aux troubles nerveux, devient épileptique. Peu de temps après l'apparition des règles, des accès d'hystérie se manifestent. La malade de Hoffmann était hystérique, la malade de Chauffard hystérique.

De même dans les cas de Caizergues, une jeune femme, sensible et irritable à l'excès, affaiblie par deux maladies, et sous le coup de chagrins cuisants, devient sujette à des attaques d'épilepsie et à des accès hystériques qui s'accompagnent de délire. Puis elle est prise de toux convulsive, de vomissements opiniâtres, et dans la région rénale de douleurs attribuées à des calculs rénaux, mais dont la nature, essentiellement névralgique ne nous paraît pas douteuse. Ici encore on a observé un raidissement tétanique du corps tout entier et des douleurs déchirantes dans les organes génitaux.

« La jeune fille dont parle Boerhaave eut d'abord dans le bras droit des douleurs accompagnées d'une éruption très probablement herpétique. Bientôt des troubles hystériques déterminent une suffocation hystérique, puis des spasmes envahirent les membres droits ; consécutivement il se manifesta de l'hémiphégie dans le même côté, de l'amaurose de l'œil gauche. Ici encore le protée hystérique apparaît sous ses formes si habituelles de névralgies, de convulsions, de paralysie, car il semble plus naturel de rapporter les accidents paralytiques observés chez cette malade à un trouble purement nerveux que de les considérer avec Gendrin comme le résultat d'une hémorrhagie cérébrale.

« Dans l'histoire racontée par le Dr Magnus Huss, une jeune fille de dix-neuf ans, d'une humeur irritable et violente, bien réglée, quoique anémique, qui, toute jeune, avait eu des convulsions, reçoit dans une querelle un coup violent sur le crâne et tombe dans un état d'agitation qui s'accompagne de mouvements convulsifs avec perte de connaissance.

« A ces troubles succède une paresse physique et intellectuelle qui dure deux mois. Plus tard, du délire et un état soporeux se montrent successivement pendant un septenaire, laissant à leur suite un peu d'obtusion des facultés intellectuelles et une hémiplégie gauche qui disparaissent au bout de trois semaines. A l'âge de 23 ans, la malade devient sujette à des accès de névralgie intercostale gauche et à des attaques très complexes dans lesquelles les accidents cérébraux jouent le principal rôle. Torpeur qui alterne avec du délire, agitation désordonnée, soubresauts convulsifs dans les extrémités du côté gauche, et quelquefois strabisme dans l'œil correspondant. Au sortir de ces attaques, la malade se sent fatiguée, les extrémités gauches sont paralysées. L'intelligence revient assez vite, mais les phénomènes paralytiques persistent souvent pendant une ou deux semaines. Pour Huss, tous les troubles nerveux qui viennent d'être indiqués lui paraissent autant de phénomènes indépendants les uns des autres et d'une valeur secondaire. Il rejette l'idée d'une hémorrhagie céphalique ou méningée pour expliquer les accidents observés, mais il suppose un état congestif plus ou moins intense du cerveau et de ses membranes, peut-être de petites taches de purpura à la surface de l'encéphale, car pour des altérations permanentes et étendues, il lui paraît à lui-même impossible de les admettre en raison du bon état de santé dans l'intervalle des attaques.

« Les explications de Huss ne paraissent pas acceptables ; quoi de plus rare et de plus invraisemblable qu'une série de congestions, toutes primitives, toutes indépendantes de lésion antérieure, affectant la marche si remarquable que nous observons ici, engendrant dans une même attaque, tout ensemble, des palpitations, des cris, du délire, la perte de connaissance, l'affaiblissement du mouvement et de la sensibilité, le strabisme, des convulsions, des soubresauts des tendons, et cela tantôt des deux côtés, tantôt sous une forme hémiplégique? Quoi de plus étrange que des symptômes de congestions et d'hémorrhagies des centres nerveux débutant brusquement sans prodromes et disparaissant non moins brusquement sans laisser de trace de leur passage, et par opposition quoi de plus fréquent que de voir l'épilepsie et surtout l'hystérie affecter de semblables allures et se compliquer de tous ces accidents si multiples? N'oublions pas, d'ailleurs, qu'il y avait eu, chez Maria K..., des convulsions dans le jeune âge, et que les attaques ont toujours été provoquées par des peines. Donc tous les états morbides relatés dans l'observation de Maria K..., y compris le délire et la paralysie, peuvent être résumés sous la dénomination commune d'hystéro-épilepsie. Comme pour nous en convaincre, Huss raconte que cette jeune fille, jalouse comme toutes les hystériques d'exciter l'intérêt par la singularité de sa maladie, pouvait jusqu'à un certain point provoquer volontairement des sueurs de sang en se prenant de querelle avec ses compagnes, ou même en se mettant dans une disposition d'esprit particulière.

« Les hystériques n'ont-elles pas des moyens de même genre pour tomber dans les crises de nerfs ? Et ne sait-on pas combien est grand chez elles le pouvoir de l'imagination pour faire naître des hyperesthésies de toutes sortes ?

« *Phénomènes qui accompagnent l'hématidrose.* — Mais la douleur et l'hémorrhagie, ne se concentrent pas toujours ainsi sur un même point, elles ont quelquefois pour siége des parties plus ou moins éloignées. Tout en restant simultanées, elles coïncident moins par superposition, si on peut dire ainsi.

« La malade de Caizergues, par exemple, saignait de la face, du cou, des aisselles, de la poitrine, tandis qu'elle ressentait de violentes douleurs dans la région rénale ou dans celle des ovaires.

« Il faut, du reste, distinguer entre elles les sensations pénibles qu'éprouvent les malades au moment de l'hémorrhagie. Chez les unes, elles ont une certaine profondeur et toujours une grande violence ; elles s'irradient vers les parties voisines, et affectent tous les caractères des douleurs névralgiques les plus intenses ; il semble qu'elles aient pour siége des rameaux nerveux qui rampent au-dessous du tégument. Les autres résident dans la peau elle-même et ont exactement la même circonscription que l'hémorrhagie. Tantôt c'est une névralgie si aiguë que le contact le plus léger, celui d'un barbe de plume par exemple, fait pousser des cris à la malade (Observation de la malade de Parrot). Tantôt c'est un prurit incommode (Obs. de Magnus Huss).

« Dans d'autres cas, c'est une sensation de plénitude et de tension, ce sont des battements dans les points de la peau d'où s'échappe le sang (Obs. de Caizergues).

« Les douleurs profondes semblent être les prodromes de l'hémorrhagie, les superficielles n'en paraissent que les symptômes.

« Qu'elle ait ou non le même siége que l'hémorrhagie, la douleur est, en général, le phénomène qui se manifeste le premier; on la voit augmenter rapidement, et l'exsudation sanguine marque d'ordinaire son apogée.

« Chacun des paroxysmes névralgiques sont suivis d'une rémission ou même d'un calme complet, de telle sorte que, dans des cas on serait tenté de considérer le flux de sang comme une crise de douleur.

La sueur de sang peut coïncider avec un état d'engourdissement ou même de paralysie dans les parties où elle se manifeste. Quelquefois ce sont des troubles sensoriels, tels que bourdonnements d'oreilles, obscurcissement de la vue (Obs. de Caizergues), ou bien encore du délire, (Obs. de Chauffard) qui accompagnent l'hémorrhagie.

Dans d'autres cas on voit le sang s'échapper de la peau pendant une perte absolue du sentiment, au milieu de mouvements convulsifs qui ne peuvent laisser aucun doute sur la nature, soit épileptique, soit hystérique de l'attaque (Obs. de Parrot et de Chauffard). La mobilité est un des caractères les plus remarquables de l'hématidrose, et, dans un même accès, on la voit occuper successivement des siéges très différents. Cependant il peut arriver « qu'elle affecte des parties parfaitement limitées des téguments ; c'est ce qui a lieu, par exemple, lorsque les troubles nerveux concomitants se trouvent eux-mêmes circonscrits dans certains segments du corps. Chez la malade de Boerhaave, l'hémorrhagie s'est toujours montrée à droite, comme les douleurs, les spasmes, les contractures et la paralysie.

« Dans l'observation de M. Huss, nous la voyons affecter presque exclusivement le côté gauche, où l'on observait des soubresauts convulsifs, du strabisme, de la paralysie, des sugillations et des ecchymoses. L'hématidrose peut donc être hémiplégique, comme la paralysie, la douleur, les convulsions, les spasmes, la contracture. Ce siége commun dans une moitié latérale du corps est une raison de plus pour admettre entre toutes ces perturbations une relation intime ».

Marche. — « Le début de l'exsudation sanguine est le plus souvent brusque, inattendu ; il a toute la soudaineté d'un élancement névralgique ; d'autres fois le phénomène est annoncé par une souffrance des centres nerveux : agitation, irritabilité excessive, abattement physique et moral.

« Les réapparitions de l'hémorrhagie sont plus ou moins éloignées. Presque toujours irrégulières, comme le retour de tant d'autres symptômes nerveux, elles affectent, dans quelques cas, une périodicité remarquable. La durée du flux sanguin est très variable ; elle peut être de quelques secondes, de quelques heures, ou même de plusieurs jours ; mais alors il y a une série d'exacerbations et de répits. Il se termine, en général, d'une manière spontanée, beaucoup plus rarement, il faut l'avouer, il cède à la médication dirigée contre lui. On a dit que la mort pouvait être la conséquence de l'hématidrose.

« Florentinus Leudanus rapporte que dans une ville prise d'assaut, une religieuse étant tombée au pouvoir d'une troupe de soldats effrénés, éprouva une si grande frayeur qu'elle mourut en leur présence d'une sueur de sang. Mais ici la mort était plutôt causée par une commotion nerveuse foudroyante, et la sueur de sang n'est que l'un des symptômes de cette commotion.

Étiologie. — Parmi les conditions prédisposantes à l'hématidrose, celle qui résulte du sexe doit d'abord attirer notre attention : les faits consignés dans les auteurs prouvent que les femmes y sont infiniment plus sujettes que les hommes. Rare dans l'enfance, cet accident paraît être particulier à la jeunesse et à l'âge adulte ; on ne l'a pas observé dans la vieillesse. Un tempérament nerveux, une nature impressionnable, un caractère irascible, y prédisposent singulièrement ; les peines morales, les émotions vives, les travaux intellectuels et physiques, ont aussi leur importance, surtout comme causes déterminantes.

Comme à l'appui de cette doctrine étiologique nous trouvons l'observation : de la religieuse de Severinus, celle de l'étudiant de Georges-Tobie Durrius, celle du criminel de Maldonatus et celle du gouverneur de Montmartin rapportée par de Thou.

A propos de cette étiologie on peut citer le passage de Baricelli (p. 135) consacré à la *sueur de sang du Christ :*

Nicolas de Eyra, après avoir rapporté ce passage de saint Luc : *Erat sedor ejus sicut guttae sanguinis decurrentis in terram*, s'exprime ainsi : L'exaltation des facultés sensitives qui présidaient à ses actes et à ses souffrances était telle que le liquide sudoral entraînait, non seulement les humeurs, mais encore une perte de sang qui lui communiquait sa coloration.

Didacus de Vega dit à ce sujet : « Dans cet instant suprême; le très clément Jésus, se représentant tout à la fois la volonté de son Père, le but de sa passion et les tortures qu'il allait endurer, il s'engagea une lutte formidable entre ses appétits sensitifs et les puissances rationnelles de son être. La crainte de la mort anéantit l'action de ses organes ; ses pores s'ouvrirent, il commença à s'agoniser et une sueur sanglante s'échappa de toute la surface de son corps ». Notons aussi en passant que sous la Terreur, nombre de condamnés qu'on emmenait subitement à l'échafaud, étaient pris d'hémorrhagies diverses : épistaxis, hématémèses, purpura généralisé.

La lecture de ces observations fait songer aux cas si nombreux où intervient la puissance pathogénique de la terreur, cette grande cause des maladies convulsives ; ici c'est le sang qui jaillit de la peau comme ailleurs ce sont les symptômes caractéristiques des névroses les plus graves que l'on voit éclater. On est bien tenté de dire en cas pareil que *suer du sang* c'est avoir une *attaque de nerfs* et de ranger l'hématidrose à côté de l'épilepsie, de la chorée et de la passion hystérique.

On a invoqué encore le froid et le chaud comme pouvant déterminer l'exsudation du sang chez les individus prédisposés.

Citons encore comme ayant une influence toute spéciale le *flux menstruel*.

« *Conclusions sur la nature de l'hématidrose.* — Ainsi quel que soit le point de vue sous lequel on envisage l'hématidrose, qu'on l'étudie dans ses causes et ses manifestations, dans sa marche et même dans son traitement, on constate une analogie puissante entre elle et les troubles nerveux de toute sorte auxquels elle est associée dans un grand nombre de cas ; elle semble n'en constituer qu'une dépendance; entre tous ces phénomènes pathologiques réunis chez le même sujet, l'esprit saisit presque malgré lui les rapports les plus intimes; c'est un groupe de symptômes homogènes ayant souvent même siége topographique, présentant mêmes allures mobiles, capricieuses, mêmes apparitions soudaines, et mêmes disparitions imprévues. Malgré la dissemblance de forme qu'il y a entre les différents phénomènes nerveux (convulsions, spasme, paralysie, délire), et la sueur de sang par la nature et les fonctions des organes qu'affecte la dernière; l'identité de la cause se révèle d'elle-même, et autorise à proclamer la nature essentiellement nerveuse de l'hématidrose.

« C'est un des modes de manifestation de l'état névropathique; c'est un phénomène de même valeur que la convulsion par exemple. On sue du sang comme on a du trismus, des battements du cœur, du spasme de la glotte; comme on a un paroxysme de douleur névralgique.

« Dans bien des cas, l'hématidrose ne constitue qu'un accident d'une importance secondaire, qui se trouve comme perdu dans un ensemble pathologique plus ou moins compliqué.

« Mais s'il est vrai qu'on ne saurait alors sans erreur, l'ériger en entité morbide, en faire une maladie distincte, il faut reconnaître qu'il n'en est pas toujours ainsi. Il peut arriver: 1° que la sueur de sang soit le phénomène dominant dans un ensemble de symptômes nerveux ; 2° Qu'elle se manifeste isolément, hors de toute connexion, avec des symptômes névropathiques ».

« *Physiologie pathologique.* — Pouvons-nous demander à la physiologie pathologique de quelle nature est, au juste, cette modification nerveuse qui préside à l'hémorrhagie cutanée ? comment, sous le coup d'une émotion morale, par exemple, il se fait une rupture nerveuse qui préside à l'hémorrhagie cutanée ?

« Sans invoquer, avec Caizergues, Retzius et Magnus Huss, cette augmentation des mouvements toniques du solide, qu'on appelle spasme, ni faire intervenir, à l'exemple des anciens, le relâchement du tégument externe; nous rappellerons l'influence aujourd'hui si bien démontrée qu'exerce sur la circulation des glandes le système nerveux. Alors nous comprendrons un peu mieux comment, sous l'influence de ce système et des perturbations que des causes physiques et morales impriment à l'activité de ses centres ou de ses irradiations périphériques, il se fait une rupture vasculaire dans les glandes qui appartiennent à la peau ; car la peau, dit Galien, *est un nerf doué de sang* (*veluti sanguine prœditus nervus*).

« L'issue du sang par les orifices des glandes sudoripares peut-elle avoir lieu sans l'intervention immédiate d'un trouble nerveux ?

« Huxham, et après lui Pinel, Caizergues et Gendrin enseignent que l'hématidrose a été observée sur des scorbutiques, sur des malades atteints de fièvre maligne et dans quelques cas de peste (1) ».

Parrot, sans nier d'une manière absolue l'hématidrose scorbutique, croit qu'elle est excessivement rare. D'ailleurs si elle se présentait à l'observation, on la reconnaîtrait aisément. Au lieu d'apparaître avec toute la spontanéité, toute la mobilité d'un phénomène nerveux, elle se mani-

1. *Essai sur les fièvres*, par J. Huxham. Trad. franc. Paris, 1752.

festerait au milieu d'une série de symptômes dénotant une altération profonde du sang.

Il en est de même de l'hématidrose, que l'on a vu se produire quelquefois chez des malades atteints d'hémophilie. Ici encore l'hémorrhagie a lieu sous l'influence d'une diathèse non douteuse, bien différente de l'état névropathique ; elle n'a réellement de commun que le siége avec l'hématidrose, telle que nous l'avons étudiée précédemment. Grandidier dans son *Die Hemophilie*, p. 50, s'exprime ainsi : « Dans des cas rares l'hémophilie est bornée aux hémorrhagies spontanées, de sorte que les causes traumatiques ne déterminent pas une perte de sang plus forte qu'à l'ordinaire ». Quant à la proportion de ces cas elle n'est pas indiquée, il est probable qu'elle serait notable, tant les auteurs contemporains ont de tendance à accuser l'hémophilie de toutes les hémorrhagies multiples dont l'explication les embarrasse. L'observation de Maria K..., on s'en souvient, porte ce titre : *Hémophilie*. Or, on y trouve le plus bel exemple d'hématidrose névropathique, et la bonne foi de l'auteur rend la réfutation de son erreur des plus faciles. De pareilles méprises donnent à réfléchir. Nous nous demandons, en conséquence, quelle est la valeur de toute cette catégorie de faits rapportés à l'hémophilie, et dans lesquels les hémorrhagies spontanées seraient la seule manifestation de la diathèse? Y a-t-il réellement hémophilie quand les lésions traumatiques ne s'accompagnent pas d'une perte de sang plus abondante que chez les sujets ordinaires, ou bien les faits de cet ordre se seraient-ils glissés dans l'histoire de l'hémophilie à la faveur de quelque théorie erronée, et pourraient-ils être revendiqués par l'hématidrose ?

« Quoi qu'il en soit, et quand bien même ces faits existeraient réellement, ils sont rares, et les conclusions que nous avons formulées à l'égard de la nature névropathique de la sueur de sang n'en conserveraient pas moins un caractère incontestable de généralité. Il existe un certain nombre de flux sanguins autres que l'hématidrose, présentant comme elle les mêmes caractères pathologiques, et liés comme cette dernière à une perturbation nerveuse ».

On désigne habituellement sous le nom d'*hémorrhagies névropathiques :* les ecchymoses, les pleurs de sang, l'hématémèse, l'hémoptysie, l'épistaxis, l'hémorrhagie mammaire et l'hématurie ».

Nous nous occuperons seulement des ecchymoses déjà étudiées, des pleurs de sang et de l'hémorrhagie mammaire comme intéressant la peau ou ses régions avoisinantes.

Pleurs de sang. — On se rappelle que la malade de Parrot, ayant été un jour très douloureusement impressionnée, versa des pleurs qui étaient teintes par du sang.

Chez celles de Boerhaave et de Magnus Huss, cet accident se manifesta en même temps que d'autres hémorrhagies et au milieu de troubles divers.

Van der Viel (1) a connu la fille d'un matelot à qui le sang coulait des yeux en guise de larmes lorsque les règles cessaient ou qu'elle se mettait en colère.

Le fait suivant, rapporté par Zacutus Lusitanus (2) est des plus intéressants; mais il s'agit d'un épileptique qui avait des pleurs de sang pendant les attaques.

1. Cas rares de chirurgie.
2. Cité par Latour, t. I, p. 297.

Un homme éprouvait tous les mois un vertige considérable pendant lequel tous les objets paraissaient tourner autour de lui. En même temps, comme s'il eût été frappé par la foudre, il restait couché dans son lit, les yeux fermés, engourdi et sans connaissance.

Ensuite il lui survenait insensiblement par les angles des yeux une hémorrhagie de 3-4 onces de sang pur, qui coulait comme deux petits ruisseaux. Cette effusion avait lieu sans trouble, sans prurit, sans douleur, sans rougeur de la partie affectée. Cette hémorrhagie et ses symptômes duraient deux jours, après quoi tout disparaissait, et il jouissait de la meilleure santé.

Brassavola (1) rapporte qu'une religieuse, qui était arrivée à la puberté sans être réglée, avait tous les mois, à l'époque menstruelle, un écoulement de sang par les yeux et les oreilles.

Dodonacus (2), médecin de l'empereur César, parle d'une jeune fille pubère chez laquelle les menstrues, au lieu de se faire par l'utérus, s'échappaient sous forme de gouttes de sang qui sortaient avec les larmes.

Hémorrhagies mammaires. — Astley Cooper, cité par Laycock, mentionne un cas d'une jeune femme de 17 ans, dont le sein avait l'apparence d'être comprimé, il était le siége d'un grand extravasat sanguin suivi de plusieurs plus petits, qui ressemblaient à des applications de sangsues.

Cet écoulement de sang commençait une semaine avant chaque menstruation et cessait une semaine plus tard.

1. *Comment. ad Aphor.* 25, lib. IV, Aph. Hippocr.

2. Cap. XV, obs. *Medicinalium*, citée par Ambroise Paré in *Œuvres complètes*, 8e édition, Paris, 1628. *De la génération*, cap. LXII, p. 986.

Laycock mentionne encore d'autres hémorrhagies se faisant par le mamelon.

Van der Viel rapporte le cas suivant :

La supérieure d'un hôpital, maigre et mince, âgée de 40 ans, d'un tempérament bilieux et colérique, se mit, l'an 1644, si fort en colère pendant ses règles que son sang remonta par tout son corps et passa par les mamelons. On pratiqua une saignée du pied qui ramena la malade à la santé (1).

Amatus Lusitanus nous apprend qu'il avait eu l'occasion de voir deux nobles dames, l'une espagnole, l'autre italienne, chez lesquelles le sang menstruel sortait par les papilles des mamelles.

Ambroise Paré (*loc. cit.*) nous parle : « de la femme de « Pierre Le Fèvre, vendeur de fer, demeurant à Chasteaudun, les rend (les menstrues) par les mamelles « avec telle quantité que tous les mois elle gaste trois « ou quatre serviettes ».

Lorsqu'on jette un coup d'œil sur les faits qui précèdent, on est frappé des rapports intimes que ces diverses hémorrhagies affectent entre elles. Toutes semblent se produire presque indifféremment dans telle ou telle partie du corps ou dans plusieurs à la fois. Leur caractéristique doit être cherchée ailleurs que dans la considération de la localité où elles se manifestent : elle se trouve dans la communauté de leur origine, dans la constitution des sujets qu'elles atteignent, dans leurs conditions étiologiques, en un mot, par lesquelles s'expliquent les nombreuses particularités que présentent leur marche, leur terminaison, leurs réapparitions.

1. Van der Viel. *Cas rares de chirurgie.*

Nous voyons, en effet, que ce sont surtout les personnes d'une constitution irritable, quelques-unes même affectées de névroses bien caractérisées, qui sont sujettes aux hémorrhagies les plus diverses succédant à la frayeur, à la colère, aux émotions morales violentes; les femmes en majorité ; car, ainsi que le dit judicieusement Chomel « les femmes paraissent plus exposées « que les hommes à toute espèce d'hémorrhagies, et « tout aux hémorrhagies les plus rares ».

« Il n'est pas facile d'expliquer cette influence marquée du sexe » ; on a cherché de l'expliquer par la plus grande fréquence des maladies nerveuses chez la femme, ce qui est faux; M. Charcot l'a prouvé en montrant l'extrême fréquence de l'hystérie chez l'homme.

La cause principale paraît surtout être dans les phénomènes de la menstruation. C'est surtout à l'époque des règles ou à une époque très voisine que l'on voit les extravasations sanguines avoir lieu, qu'on les voit accompagner et le plus souvent remplacer le flux normal, qui a pour siége l'utérus. Ces phénomènes de coïncidence et de substitution si remarquables méritent de nous arrêter : si nous pouvions oublier pour un moment que le flux cataménial est l'un des attributs de la santé; si nous lui cherchions l'analogue dans l'ordre des phénomènes morbides, c'est avec ces hémorrhagies névropathiques que nous lui trouverions les ressemblances les plus grandes. Qui ne connaît les modifications très notables que les phénomènes nerveux subissent chez la plupart des femmes délicates et irritables aux approches des règles; les vives souffrances, les phénomènes spasmodiques variés qui précèdent quelquefois leur apparition, les perturbations de toutes sortes qui trop souvent les accompagnent? Voilà la fonction bien près de devenir maladie. D'une autre part les hémorrhagies, dites supplémentaires ou complémentaires des règles se font quelquefois si paisiblement, et suscitent si peu de troubles sympathiques qu'ici, à son tour, l'accident morbide descend au niveau du simple phénomène physiologique ».

Il ressort des observations que l'on peut, dans certains cas, placer sur la même ligne, et regarder comme ayant une signification identique, toutes les hémorrhagies qui se produisent, s'associent, se suppléent chez les femmes à l'époque de leurs règles ; qu'il n'y a pas, au point de vue de la physiologie pathologique, de différence notable entre l'hémorrhagie qui, dans ces conditions, « s'opère par la muqueuse utérine, et celles qui ont lieu par d'autres surfaces ; que toutes ces hémorrhagies cataméniales, prises dans leur ensemble, depuis l'hématidrose supplémentaire, que l'on appellera des règles déviées, jusqu'au flux utérin que l'on pourrait envisager comme hématidrose utérine (?), tantôt s'accomplissent avec le calme et la régularité d'une fonction, tantôt revêtent, les unes et les autres, l'hémorrhagie utérine, aussi bien que l'épistaxis ou l'hématurie, les caractères d'un accident morbide, et qu'elles rentrent alors dans la classe des hémorrhagies névropathiques ».

Siége. — « Quel est le siége précis de ces diverses hémorrhagies ? En supposant que dans toutes les régions où elles s'opèrent, les mêmes éléments organiques fussent toujours intéressés, il en résulterait un complément de preuve en faveur de l'analogie que nous nous efforçons d'établir, ce serait comme la consécration anatomique d'une opinion fondée sur les données de la pathologie.

« Dans l'hématidrose, avons-nous dit, le sang s'écoule par des orifices des glandes sudoripares. Lorsqu'on le voit sortir par les orifices des mamelons, ou s'échapper avec la salive ou les larmes, on doit supposer également que la rupture des vaisseaux capillaires s'est faite à la surface interne et rentrée des glandes qui fournissent ces produits de sécrétion. Pour les anciens, il n'y avait qu'un pas de l'excès de sécrétion à l'hémorrhagie, le même travail morbide qui produisait le flux, arrivait à l'exhalation sanguine en s'exagérant encore ; de là, sans doute, nous sont venues les expressions : *pleurer jusqu'au sang, suer sang et eau* ».

Bichat (1) distinguait complétement les hémorrhagies traumatiques de celles dites spontanées, et localisait ces dernières dans les vaisseaux exhalants et sécréteurs ; Pinel, Bricheteau, Latour, partagent cette opinion. Il est quelques individus, dit Chomel (2), chez lesquels les hémorrhagies habituelles commencent et finissent, toutes les fois qu'elles se reproduisent, par un écoulement muqueux.

Il n'est pas hors de toute espèce de doute que le mucus, puis le mucus sanguinolent, puis le sang, ont été fournis par les mêmes organes, et qu'une rupture n'est pas plus nécessaire à l'écoulement du sang qu'à celui du mucus.

Parrot n'admet pas la transsudation pure et simple du sang à travers la paroi des vaisseaux, et il dit que grâce à la constitution microscopique de la cloison imperméable

1. *Anatomie générale, Système exhalant. Hémorrhagies des exhalants excrémentitiels.*

2. Art. *Hémorrhagie* du *Dictionnaire de médecine en* 30 *vol.*, p. 162.

l'hémorrhagie est impossible sans rupture vasculaire. Ainsi encore la succession alléguée par Chomel, du flux muqueux, puis sanguinolent, puis sanguin, est loin d'être constante ; il s'en faut qu'une sécrétion excessive précède constamment et même habituellement l'apparition de l'hémorrhagie ; et par exemple, dans l'hématidrose, n'avons-nous pas vu une rosée de sang apparaître aux pores sudorifères, orifices des canaux sudorifères, sans qu'il y ait eu antérieurement ni rougeur de la peau, ni sueur abondante.

Nous devons toujours tenir compte des opinions émises par ces auteurs pour ce qui concerne le siége de ces hémorrhagies dites par exhalation dans les organes sécréteurs.

La clinique confirme cette localisation en nous montrant les flux et les hémorrhagies associés ou alternant les unes avec les autres, les hypersécrétions s'exagèrent parfois jusqu'à l'hémorrhagie, les hémorrhagies quand elles se suppriment, remplacées tantôt par de la diarrhée, des sueurs, des urines profuses, des salivations abondantes ; tantôt par d'autres hémorrhagies.

Il résulte donc que les hémorrhagies spontanées se font selon toute vraisemblance dans les glandes qui font partie intégrante du tégument externe ou qui avoisinent les cavités muqueuses : glandes lacrymales, salivaires, cryptes muqueux des voies digestives, respiratoires, urinaires, glandules de la membrane interne de l'utérus.

« Pour revenir à la menstruation nous n'étions peut-être pas loin d'en énoncer le véritable mécanisme en lui appliquant le nom de hématidrose utérine » (Parrot).

Il n'est pas sans intérêt de voir comment le sujet qui nous occupe a été envisagé par la plupart des auteurs. On voit que la famille naturelle des hémorrhagies névropathiques n'a pas eu jusqu'ici le privilége de fixer l'attention des pathologistes ;puisque tous, mis en présence des perturbations nerveuses les plus accentuées, névralgies, délire, coma, convulsions, qui accompagnent ces hémorrhagies, en ont méconnu la signification et les ont mises sur le compte d'une coïncidence fortuite; même les pathologistes à qui nous devons les recherches les plus récentes sur les névroses, s'arrêtent à peine à cette révélation si évidente entre les désordres nerveux et l'hémorrhagie. Ainsi M. Landouzy, parlant de la sueur du sang observée chez les hystériques par Hoffmann et Chauffard, s'exprime de la façon suivante : « Il n'est à faire aucune mention particulière de ces circonstances; ce sont là des épiphénomènes exceptionnels que dans l'état actuel de la science il n'est permis de rapporter à aucune affection ».

Toutefois, quelques-uns des caractères de ces hémorrhagies, ont frappé l'esprit des nosographes, et sont devenus le point de départ de diverses classifications. Erasistrate admettait des hémorrhagies par dilatation des extrémités; Bacchius et l'école d'Hérophile, par raréfaction et relâchement des membranes vasculaires; l'hématidrose et les autres flux sanguins que nous en avons rapprochés font partie de ces diverses classes. Il faut les chercher parmi les hémorrhagies par diapédèse de Galien, dans lesquelles le sang s'écoule des vaisseaux par transudation à la manière de la sueur, et dans celles que Stahl et ses disciples appelaient actives.

Elles rentrent encore dans les hémorrhagies spontanées que François Hoffmann attribuait à l'affluence du sang vers les membranes muqueuses, par suite de resserrement spasmodique de toutes les parties internes, de compressions, d'obstructions et d'autres embarras de circulation.

Bichat, qui divisait les hémorrhagies en celles qui arrivent par exhalation et en celles qui se font par rupture, plaçait dans la première classe la sueur du sang, les hémorrhagies des muqueuses et avec elles la menstruation ; du reste, il rejetait complétement l'influence de la pléthore sur leur production, et les considérait comme soumises à toutes les influences sympathiques.

Les opinions de Bichat ont été généralement adoptées par les auteurs du commencement de ce siècle, comme Mérat, Latour, Pinel et Bricheteau, etc. Et si depuis cette époque elles sont restées dans l'oubli, c'est peut-être parce qu'elles reposent en partie sur l'hypothèse des exhalants, que des études plus exactes ont complétement ruinée. Mais que par la pensée on veuille bien à ces vaisseaux imaginaires substituer les glandes de la peau et des muqueuses et l'on pourra considérer comme vraie la plupart des propositions émises par le célèbre physiologiste.

Chomel, qui établit en quelque sorte la transition entre les successeurs de Bichat et l'école contemporaine, parmi les hémorrhagies spontanées, admet une classe particulière sous le nom d'*essentielles*. Elles diffèrent peu de nos hémorrhagies névropathiques. Leur étiologie, dit Chomel, est fort obscure, et la condition principale qui les favorise, celle sans laquelle toutes les autres n'ont aucun effet, nous est complètement inconnue.

Avec Morgagni et Bichat, il pense qu'elles se font sans rupture de vaisseaux ; aussi les a-t-il placées parmi les sécrétions morbides, à côté des hydropisies et des flux muqueux. Il ajoute ces paroles remarquables : « Elles

(les hémorrhagies essentielles) sont propre à l'espèce humaine, et les animaux qui s'en rapprochent le plus n'y sont pas sujets, bien que l'anatomie ne démontre dans la disposition de leurs vaisseaux rien qui puisse expliquer le fait (1) ».

En insistant sur le rôle capital que joue l'innervation dans la genèse de ces hémorrhagies, en faisant ressortir l'importance du tempérament nerveux comme y prédisposant ; l'importance de la période menstruelle comme en faisant naître l'imminence, en attirant enfin l'attention sur les émotions morales, comme causes déterminantes et sur les phénomènes douloureux et spasmodiques, comme symptômes concomitants de ces hémorrhagies Parrot croit avoir répondu au *desideratum* de Chomel ; l'état névropathique général et local est précisément cette « condition principale qui les favorise, et sans laquelle toutes les autres n'ont aucun effet ».

La différence que Chomel signale entre les animaux et l'espèce humaine est un argument précieux à l'appui de l'opinion de Parrot. « Peu importe, en effet, la ressemblance des appareils et des fonctions circulatoires ; ce n'est pas dans ces données mécaniques qu'il faut chercher la raison d'être de ces hémorrhagies ; elle est tout entière dans la puissance et la complication de notre système cérébral ; si les hémorrhagies névropathiques sont à l'égal des névroses elles-mêmes, notre apanage plus ou moins exclusif, c'est là le revers de notre organisation supérieure, et elle ne pouvait être plus parfaite sans être en même temps exposée à des perturbations plus fréquentes et plus graves ».

1. Article *Hémorrhagie* du *Dictionnaire de médecine en 30 vol.*, p. 148.

Monneret dans son *Traité de pathologie générale* (1859, t. II, p. 353), se pose la question : « Dans les hémorrhagies par simple trouble fonctionnel des capillaires le sang sort-il par rupture ou par diapédèse, c'est-à-dire par un mécanisme analogue à celui qui a lieu dans les sécrétions normales ? Monneret pose ainsi le problème et admettant une exception pour le flux menstruel qui se ferait par des déchirures évidentes des petits vaisseaux, il n'hésite pas à dire que dans la plupart des hémorrhagies précitées, c'est le sérum, qui transsudant, entraîne à travers la paroi des capillaires, la matière colorante des globules altérés. Ce qui est faux, étant données les recherches microscopiques qui nous démontrent que le liquide rouge de l'hématidrose est bien du sang complet et normal. La notion étiologique de l'état névropathique comme cause des hémorrhagies est d'un double avantage : 1° elle met à l'abri des hésitations et des erreurs de diagnostic ; et 2° elle peut préserver des erreurs plus graves de traitement qui consistent à combattre la pléthore par des moyens débilitants chez des sujets le plus souvent anémiques, dont l'état réclame une médication toute différente et même opposée.

Traitement. — Il y a peu de chose à dire du traitement, il a échoué dans le plus grand nombre des cas ; cependant on a vu quelquefois l'hémorrhagie cutanée s'arrêter grâce à l'emploi des émissions sanguines et surtout des antispasmodiques, des stupéfiants, des narcotiques, des sédatifs de toute sorte, comme on peut s'en convaincre par la lecture des observations que nous avons cité.

On ne négligera pas le traitement général de l'hystérie.

Observation XVI

Caïzergues. Observation sur une sueur de sang, survenue quatre fois pendant la plus grande vivacité des douleurs d'une colique néphrétique. *Annales cliniques de Montpellier*, 1814, T. XXXV, p. 230.

Madame ***, âgée de 31 ans, d'un tempérament pléthorique sanguin, sensible et irritable à l'excès, née d'un père extrêmement goutteux, mariée très jeune, et mère de plusieurs enfans, bien et abondamment réglée, jouit jusqu'à 20 ans de cette santé fraîche et vigoureuse que lui permettoit son âge et la force de sa constitution. A vingt ans, des chagrins cuisans causés par la mort d'un de ses enfants et la maladie d'un époux chéri, déterminèrent chez cette dame une fièvre ataxique très grave dans laquelle elle courut les plus grands dangers.

L'année suivante une vive frayeur lui donna un ictère très opiniâtre,

A vingt-cinq ans, ayant éprouvé des malheurs domestiques, elle devint sujette à une maladie nerveuse spasmodique, dont les paroxismes se renouvelant à des époques plus ou moins éloignées, et toujours par l'effet de quelque affection morale, étoient caractérisés par un état convulsif tonique, ou roidissement de tous les muscles de l'habitude du corps, un léger délire, etc.

Il importe d'observer ici, que lorsque l'affection morale ne décidoit pas d'accès hystérique ou nerveux, la malade éprouvoit alors une hémoptysie assez abondante, avec une toux presque convulsive qui cédoit, comme l'affection nerveuse, à l'usage des calmans, des attractifs révulsifs, émolliens, des boissons mucilagineuses et relâchantes, etc.

A l'âge de 27 ans, et au mois de décembre 1809, cette dame fut prise, à la suite d'un accès de colère, d'une douleur très vive dans la région rénale gauche, qui s'étendoit jusques au-dessus de l'aîne du même côté, ou dans le siège de l'ovaire gauche. Cette douleur augmenta ; elle se propagea même dans tout l'abdomen qui se météorisa et devint sensible au point de ne pouvoir supporter le poids des couvertures. Il survint des vomissements violens et répétés qui entraînèrent d'abord les aliments que la malade venoit prendre, et successivement des matières bilieuses, des mucosités, et enfin tout ce qu'on lui faisoit avaler, soit en potions calmantes et anti-spasmodiques, soit en boissons émollientes, etc. Les urines couloient avec peine et en petite quantité ; elles étoient claires.

Cet état dura environ douze heures. Lorsqu'il fut dissipé la malade n'éprouva autre chose qu'une grande faiblesse, et quelques jours après ses urines charièrent une grande quantitè de matières sablonneuses rougeâtres.

Les paroxysmes de cette colique, toujours provoqués par quelque passion vive, se sont répétés à des intervalles plus ou moins rapprochés, jusqu'au mois de décembre 1811. Dans le courant de ce mois, les mêmes causes en ramenèrent encore un accès beaucoup plus long et beaucoup plus douloureux que les précédents. Dans celui-ci, la malade s'essuyant, avec un mouchoir la figure qu'elle sentoit mouillée, et sur laquelle elle éprouvoit un prurit incommode, ainsi que sur tout le corps, fut aussi étonnée qu'effrayée en apercevant sur son mouchoir de grandes taches de sang, et elle me dit dans une extrême agitation, qu'elle suoit du sang. J'avoue que je ne fus pas peu surpris moi-même, en examinant son visage, son cou, la partie antérieure de sa poitrine, le creux des aisselles, etc., de voir suinter sans aucune lésion de continuité de la peau, par les pores de cet organe, des gouttelettes d'un sang très vif, très rouge et d'une consistance naturelle.

A mesure que ces gouttelettes transudoient, elles étoient remplacées par d'autres qui s'échappent ainsi à travers la peau, s'étendoient sur toute sa superficie, formoient une espèce de rosée et une véritable sueur. Lorsque la malade se leva, les draps, les chemises, tout étoit teint de sang, ce qui annonçoit que la sueur avoit été générale.

Cette hémorrhagie cutanée parut vers le milieu du paroxysme, au moment où les douleurs étoient les plus fortes, les vomissemens les plus violens, le pouls petit, serré et tel qu'il est dans la douleur, etc.

Ce paroxysme fut, comme les autres, combattu avec un égal succès par les calmans. L'extrait gommeux d'opium, donné à dose d'un grain, toutes les heures, et réitéré, lorsqu'il avoit été rejeté par le vomissement, fit cesser les douleurs et avec elles l'effusion sanguine. Ce remède, en déterminant la cessation des douleurs, amenoit toujours un état d'assoupissement mêlé de délire, duquel la malade sortoit, ne conservant de son état antérieur qu'une débilité qui se dissipant deux ou trois jours après la laissoit dans le meilleur état de santé.

Lorsque ce dernier accès fut terminé j'examinai attentivement toute la peau, et je n'y aperçus autre chose que de petites taches d'un jaune très clair qui paroissoient avoir leur siége au dessous de l'épiderme, et qui disparurent bientôt.

Depuis cette époque, madame *** a eu trois paroxysmes de néphralgie, l'un au mois de juin 1812, le second au mois de février 1813, et le troisième, tout récemment le 12 janvier courant. L'accès du mois de juin a été le plus fort, et l'effusion de sang par l'organe cutané, générale et excessivement abondante. Six grains d'extrait gommeux d'opium n'ayant pu calmer les douleurs atroces qui tourmentoient la malade depuis plusieurs heures, ni supprimer l'hémorrhagie cutanée, je me décidai à faire ouvrir la veine du bras; et cette saignée, qui fut de huit onces, suffit pour ramener le calme.

Les douleurs cessèrent, l'hémorrhagie cutanée s'arrêta; le pouls qui, auparavant, étoit serré et nerveux, se développa. Le sang tiré par la saignée se coagula bientôt après sa sortie, et présenta un coagulum très ferme et très consistant qui se rapprochait de la couenne inflammatoire.

Le paroxysme néphralgique du mois de février 1813 provoqué par un accès de colère, ne fut point aussi violent que le précédent, mais la sueur de sang y fut tout aussi abondante et aussi générale. Les douleurs en cédant à l'usage de quatre grains d'extrait gommeux d'opium, firent place à une *affection nerveuse spasmodique, avec roidissement presque tétanique de tout le corps, délire*, etc. ; accidents qui furent heureusement combattus et dissipés par l'usage d'un bain tiède, et d'autres moyens émolliens, relachans et anti-spasmodiques qu'il est inutile d'énumérer ici.

La dernière attaque, qui vient d'avoir lieu sans aucune cause bien manifeste, a été précédée deux ou trois jours avant qu'elle éclatât, d'une douleur fixe dans la région de l'ovaire gauche, et d'une tuméfaction considérable du bas-ventre. Dans cette attaque, les douleurs, quoique très fortes, n'ont point duré aussi longtemps que dans les autres, et la sueur de sang s'est bornée à la face, au cou, aux aisselles et à la partie antérieure du thorax et de l'abdomen. Deux grains d'extrait gommeux d'opium ont suffi pour calmer les douleurs avec lesquelles l'hémorrhagie a également disparu.

Je crois que la malade doit cette amélioration à l'usage des bouillons de poulet, du petit lait, des bains entiers, d'une diète presque végétale, et autres moyens qui composent le traitement méthodique auquel elle a été soumise depuis le printemps dernier.

Cette observation nous paraît d'autant plus intéressante, qu'elle présente le cas extrêmement rare d'une sueur générale, avec tous les caractères d'une hémorrhagie *active*.

Observation XVII

Observation sur une hématopédésis coïncidant chez une fille avec des accès d'hystérie par Chauffard dans les *Transactions médicales journal de médecine pratiqué et de littérature médicale*, de A. N. Gendrin, 1830, p. 134. Idem in *Arch. gén. de méd.* 1830, p. 572.

Une fille de 21 ans, petite, sanguine, irrégulièrement menstruée, à cerveau peu développé, d'esprit faible, paresseuse et opiniâtre, portée à la vie contemplative, était chagrinée par ses parents pour avoir abjuré le protestantisme; elle s'enfuit de la maison paternelle, alla chercher un asile chez plusieurs personnes et fut enfin mise à l'hôpital. Elle avait alors des attaques d'hystérie qui se manifestaient par des convulsions générales, par une exquise sensibilité des régions pubiennes et hypogastriques, par des étouffements avec le hoquet et les sanglots qui sont particuliers à cet état.

Lorsque l'attaque d'hystérie était violente, et se prolongeait pendant vingt-quatre à trente-six heures, la malade entrait dans une sorte d'extase caractérisée par les yeux fixes, sans apparence d'intelligence, et par les mouvements nuls et automatiques.

Elle murmurait parfois des prières, et une sueur de sang se manifestait sur les pommettes et à l'épigastre. Le sang s'échappait par gouttes ténues et tachait le linge. Tout le système capillaire était injecté dans la partie était qui le siége de cette hémorrhagie, la peau y était d'un rose vif et couverte d'arborisations vasculaires. Ce phénomène, dont j'ai été souvent le témoin, se renouvelait toutes les fois que la catalepsie hystérique durait longtemps ou s'exaltait par l'impatience de la malade; car, dévote à sa façon, elle était très emportée et démentait par son caractère aigre l'idée de sainteté que cette sueur de sang donnait d'elle à des personnes pieuses et peu éclairées.

Ces accidents durèrent près de trois mois ; ils furent combattus d'abord sans succès par des saignées locales autour de la tête et des organes sexuels. Ils cédèrent assez rapidement aux saignées révulsives répétées et à d'autres topiques révulsifs.

Observation XVIII

Observation du professeur Magnus Huss de Stockholm.
Gaz. hebdomadaire de Méd. et chir., 1859, p. 646.
Idem in Arch. génér. de médecine, 1857, p. 165.
(Résumée)

Maria K..., âgée de 23 ans, née à la campagne, de parents sains, qui ne présentent pas plus que les autres membres de la famille, de disposition, soit à l'hémorrhagie, soit aux maladies dyscrasiques. Constitution lymphatique. Réglée à 15 ans. Depuis menstruation toujours régulière, jamais d'hémorrhagies utérines. Dans son enfance, Maria dit avoir eu des attaques de convulsions, mais sa santé a été toujours bonne depuis cette époque ; elle n'a jamais remarqué que des lésions de la peau produisissent d'hémorrhagies ; les plaies se sont, au contraire, cicatrisées aussi facilement et de la même manière que chez les autres personnes.

Humeur irritable et violente ; elle prétend que dans la place qu'elle occupait comme domestique elle a été vue d'un mauvais œil et maltraitée. Le 4 août 1850, elle aurait été violemment souffletée, et aurait reçu des coups sur le crâne avec un corps dur. Ces coups, ou la frayeur et la colère qu'ils provoquèrent, la firent tomber dans un état d'agitation pendant lequel elle fut prise de convulsions, se mit à crier et se frapper la tête avec impétuosité contre les objets qui l'entouraient, après quoi elle aurait perdu connaissance pendant environ une demi-heure. Revenue à elle, elle remarqua qu'une forte hémorrhagie s'était faite à la partie chevelue de la tête. Pendant onze jours, torpeur physique et morale. Tout ce qu'elle se rappelle, c'est que l'hémorrhagie a continué, et qu'elle a également saigné par les yeux ou autour des yeux, par l'oreille gauche, et qu'elle a vomi du sang.

Après ces onze jours, l'intelligence ne reprit pas son activité; sentiment de faiblesse, surtout du côté gauche du corps; séjour au lit pendant deux mois, et reproduction tous les jours, quelquefois à un ou deux jours d'intervalle de l'hémorrhagie par la tête, par les paupières, par l'oreille et par la bouche; le crâne secrétait presque constamment du sang sans qu'il s'y trouvât aucune plaie.

Vers le milieu d'octobre, les hémorrhagies cessent; seule la faiblesse physique persiste. Il y a aussi un peu de sensibilité à une tache sur le crâne où les cheveux étaient en partie tombés.

La quinzaine suivante elle se trouvait bien portante, lorsqu'une nuit, sans aucune cause appréciable, et pendant son sommeil, elle saigna abondamment du crâne, et eut en même temps un violent vomissement de sang coagulé. Pendant huit jours l'hémorrhagie par le crâne continue sans interruption, puis s'arrête d'elle-même; mais au bout de deux mois, à la suite d'une violente émotion, elle revient encore et se fait par le crâne,le bord des paupières, l'oreille gauche (pas d'hématémèse) elle dure 8 jours. Depuis lors les hémorrhagies se sont représentées avec des intervalles de 8 à 15 jours, se continuant pendant un jour ou deux et se faisant par un ou plusieurs des points sus-indiqués; quelque émotion était d'ordinaire la cause de leur réapparition; dans les intervalles, à part un peu de faiblesse, la santé est bien conservée; ni l'abondance, ni la durée des règles n'ont été modifiées, elles revenaient même pendant le cours des attaques hémorrhagiques.

En février 1851, K... entre à l'hôpital de Wenesbourg ou les hémorrhagies se sont reproduites à intervalles irréguliers avec une abondance variable. Traitement inefficace. Vers le milieu de juillet 1851, elle est admise à l'hôpital Séraphim de Stockholm, dans le service chirurgical, où elle reste 9 mois, on ne constate aucune lésion du crâne. L'une des attaques qu'elle eut dans le service du professeur Santesson s'est distinguée par les particularités suivantes : au début, forts vomissements de sang, hémorrhagies abondantes au crâne ; violent délire, puis perte de connaissance et état soporeux qui continue sans interruption pendant huit jours ; enfin la malade se réveille tout à coup, ne se souvenant pas de ce qui s'était passé. Il reste un état de parésie des deux extrémités du côté gauche, la sensibilité y était émoussée. Au bout de trois semaines cet état parétique avait complétement disparu. C'est à la suite de cette crise que parut pour la première fois une douleur dans le côté gauche, au bord des côtes.

En mars 1852, K.... est transportée dans les salles de médecine; elle avait alors l'aspect anémique, pâle, un peu maigrie. Intelligence et organes des sens à l'état normal, humeur irritable et abattement; système musculaire mou, cependant fort égal dans les extrémités des deux côtés du corps; poumons et cœur sains, propension aux battements de cœur, surtout à la moindre émotion, et pendant les attaques d'une névralgie intercostale, bruits anémiques. Appétit exagéré. Menstruation régulière. Mamelles fortement développées, peau blanche tendue et fine; il est vraisemblable que K.... n'a jamais eu de rapports avec un homme. Les hémorrhagies se renouvellent à des époques indéterminées; le plus ordinairement elles surviennent par suite d'une émotion, quelquefois cependant en dehors de cette cause; elles sont souvent précédées d'un malaise général, d'une irritabilité plus grande d'humeur, de pesanteur de tête; des attaques de névralgie intercostale ont fréquemment figuré parmi les prodromes; ces hémorrhagies ne sont pas liées aux menstrues, leur apparition pendant les règles n'a pas d'influence sur leur continuation. Lorsque l'hémorrhagie arrive, la malade se sent tellement fatiguée qu'elle est forcée de se mettre au lit, à moins que la perte de sang ne soit peu considérable et ne s'arrête promptement. L'hémorrhagie a lieu par les deux côtés de la suture coronaire. Elle peut ne durer que quelques heures, mais elle a duré aussi jusqu'à cinq ou six jours. La peau est nullement tuméfiée, seulement chaude et sensible. Un jour, quelquefois deux ou trois avant l'accès hémorrhagique, la malade dit ressentir une pression et une lourdeur sur le crâne, des tournoiements de tête, et, un instant avant que le sang commence à couler, il y a une sensation de chaleur et de battement à l'endroit qui va saigner ; parfois seulement le début est brusque, sans signes précurseurs. Pendant qu'elle saigne ainsi, pesanteur de tête, bourdonnements d'oreilles, et dans les attaques graves pouls fréquent et fébrile.

Ordinairement ce n'était que du crâne que la malade saignait, mais d'autres fois l'hémorrhagie s'effectuait par les cils, plus rarement autour des poils de l'aisselle gauche, des poils du mamelon gauche, une fois par la racine des poils du pubis ; trois fois l'hémorrhagie du conduit auditif gauche.

De plus, à la suite de violentes émotions il arrivait que la malade éprouvait tout d'un coup une sensation de plénitude à l'épigastre, elle vomissait le sang et perdait plus ou moins connaissance. En même temps où peu après commençait l'hémorrhagie du crâne, et bientôt celle de la membrane du gosier et de la bouche. Le sang vomi était brun, en partie coagulé ; sa quantité variait d'un tiers à deux tiers de litre en 24 heures. Ces vomissements duraient d'un à deux jours, une fois ils ont continué pendant cinq jours. L'épigastre est tendu et douloureux à la pression ; du sang décomposé liquide était rejeté par les selles.

En même temps il apparaissait toujours des *ecchymoses* et des *sugillations* d'un rouge clair irrégulières, ayant quatre à cinq centimètres de diamètre, sur toute la moitié gauche du corps, au tronc et surtout autour de l'épaule ; on n'en a jamais remarqué sur la moitié droite du corps.

Urine non sanguinolente. Au commencement de ces attaques hémorrhagiques avec vomissement de sang, la malade tombait constamment dans une torpeur plus ou moins grande alternant avec le délire ; pendant l'accès elle cherchait à se frapper la tête contre le mur, le bord du lit, elle battait l'air autour d'elle, cherchait à se lever, etc., il survenait souvent des soubresauts convulsifs dans les extrémité du côté gauche ; le visage était congestionné avec de fortes pulsations dans les carotides et aux tempes ; activité du cœur augmentée ; pupilles tantôt contractées, tantôt dilatées, et cela quelquefois inégalement ; strabisme de l'œil gauche avec sugillation de la conjonctive.

Après la terminaison des accès sensation de fatigue ; parésie et sensibilité diminuée. Torpeur pendant les accès durant deux ou trois jours après. La malade revenait à elle-même tout d'un coup.

Entre les accès hémorrhagiques K..., une fois remise de la faiblesse et de la fatigue se trouvait complètement bien, et se plaignait seulement de temps en temps d'une névralgie intercostace gauche. Elle était toujours sombre, irritable, taciturne.

Malgré tous les efforts thérapeutiques les accès sont revenus à de plus ou moins longs intervalles, dont le plus considérable a été de trois mois.

Il importe de rappeler que les lésions traumatiques n'ont jamais occasionné d'hémorrhagie à l'endroit blessé. Le traitement par les toniques, les astringents et les hémostatiques, est resté sans succès.

Se voyant l'objet d'une attention particulière, à raison de la rareté de la maladie, Maria K... commence à provoquer à sa fantaisie des accès d'hémorrhagie. Elle cherchait à se prendre de querelle, ou même sans aucune émotion préalable, par la volonté seule elle arrivait à provoquer l'accès d'hémorrhagie.

Observation XIX

Observation de J. Parrot. *Gaz. Hebd. de Méd. et chirurg.*, 1859, p. 634.

Madame X..., née en 1832; son père paraît avoir eu des *attaques de nerfs*; sa mère a constamment joui d'une santé excellente. A l'âge de 7 mois plusieurs doigts de la main droite furent envahis par des plaies strumeuses, qui se cicatrisèrent après avoir été traitées pendant deux ans par Alibert. A six ans, il survint, et cela sans cause appréciable, des accès convulsifs, avec perte de connaissance, qui se reproduisaient deux ou trois fois par mois. Plus tard, les cicatrices de la main devinrent le siége d'une exsudation sanguinolente, se manifestant sans douleur, et souvent sans cause appréciable.

Un jour, sous l'influence d'un chagrin violent, les larmes furent teintes par du sang A partir de cette époque l'hématidrose se montra indifféremment sur les genoux, les cuisses, la poitrine et le sillon des paupières inférieures.

Les règles parurent à 11 ans, et une amélioration passagère survint dans l'état de la malade, mais bientôt les accidents reparurent plus intenses et plus fréquents. La sueur de sang se montrait à des intervalles variables; quelquefois le sang inondait subitement la face, et pour nous servir de l'expression des assistants, on croyait voir une *femme assassinée*. Ces hémorrhagies n'étaient jamais un phénomène isolé; elles survenaient presque toujours consécutivement à une émotion morale, et compliquaient une attaque nerveuse avec perte absolue du mouvement et de la sensibilité.

Mariée à l'âge de quinze ans, madame X... ne tarda pas à voir ses accès prendre une nouvelle violence; quelquefois ils duraient une ou deux heures. Ils étaient caractérisés par des cris et des mouvements convulsifs de toute espèce. Ces troubles disparurent pendant une première grossesse ; ils éclatèrent de nouveau un an apres l'accouchement, à l'occasion d'une métrorrhagie. Au commencement de l'année 1858, la malade semblait aller mieux depuis plusieurs mois, lorsque son enfant fut atteint, à plusieurs jours d'intervalle, de deux affections graves ; les veilles prolongées qu'elle s'imposa, et surtout une agitation morale continuelle, altérèrent rapidement sa santé. L'appétit disparut complétement. Il y eut des vomissements. Les boissons étaient rejetées aussi bien que les aliments solides.

Le 1er avril 1858, après une attaque, avec perte de connaissance et exsudation de sang par la face, la malade ayant fait une chute qui l'effraya beaucoup, fut obligée de prendre le lit. C'est à cette époque que j'ai été appelé à lui donner des soins. Au moment où j'arrivai, Mme X.... était torturée par des douleurs déchirantes, qui se montraient alternativement à l'épigastre, aux régions inguinale et vulvaire, aux cuisses, à la tête et sur les parois du thorax. J'observai à plusieurs reprises des convulsions très variées et des exsudations de sang sur divers points du corps. Des vésicatoires volants, des doses considérables d'opium, des inhalations de chloroforme déterminèrent une amélioration progressive et le 20 mai la malade allait assez bien pour se rendre à la campagne.

Le 25 elle rentra à Paris ; les règles étaient en retard de quelques jours et des élancements sillonnaient la région lombaire dans tous les sens. Vers quatre heures du soir, ils se montrèrent aux aînes, aux cuisses, aux seins, à la tête, dans les hypocondres et au creux épigastrique : des inhalations de chloroforme les ayant momentanément dissipées, la malade eut trois attaques d'épilepsie. Puis un point circonscrit du cuir chevelu étant devenu douloureux j'y vis sourdre du sang qui se dessécha aussitôt. Alors, tous les paroxysmes névralgiques s'accompagnèrent d'hématidrose au niveau des foyers de douleur. A diverses reprises le sang s'échappe de la peau du front et forme comme une couronne autour de la racine des cheveux, dans le pli des paupières inférieures il coule en quantité assez considérable pour qu'on puisse en recueillir plusieurs gouttes.

Soit avant, soit après le moment de l'éruption, la peau conserve son aspect habituel, elle ne paraît pas plus injectée dans les endroits qui saignent que dans le voisinage, et l'on n'y distingue aucune tache. Vers onze heures, la malade, après avoir eut plusieurs vomissements bilieux, s'endort sous l'influence de 3 centigrammes de chlorhydrate de morphine administrés en deux fois. L'apparition des règles amena dès le lendemain un mieux sensible, et après s'être reproduits à de rares intervalles, les accès disparurent bientôt complétement.

Le 28 septembre les règles s'étant arrêtées subitement, une sensation très douloureuse se développe dans le côté gauche de la face, dont la peau se couvre de sang à plusieurs reprises. En même temps il survient des accès d'épilepsie, qui se renouvellent le lendemain, et sont suivies d'efforts infructueux de vomissement et de spasme glottique; la dyspnée est à son comble, et l'asphyxie imminente. La malade est dans un état d'agitation telle, que plusieurs personnes suffisent à peine à la maintenir dans son lit ; de temps en temps tous les muscles du corps se raidissent, comme dans le tétanos. A cet état, pendant lequel l'intelligence paraît troublée, succèdent des accès d'épilepsie, qui sont eux-mêmes suivis d'un calme complet.

Le 17 novembre. — Des douleurs exacerbantes envahissent différentes parties de la région céphalique. Au plus fort de l'accès, la face se couvre instantanément d'un masque sanglant ; alors aux cris aigus et à l'agitation qui accompagnent l'hématidrose, succède tantôt un abattement calme, tantôt une perte de connaissance avec ou sans mouvements convulsifs. Le sang ne s'échappe pas également de tous les points de la peau, c'est surtout du front, des paupières inférieures, des ailes du nez, des lèvres, du menton qu'on le voit sourdre sous forme de gouttes. Le lendemain la malade éprouve à l'épigastre la sensation d'un corps glacé, et aussitôt elle vomit, avec des matières glaireuses, une ou deux cuillerées d'un sang fluide et vermeil. Cette hématémèse, qui est un accident habituel, s'est produite tout récemment dans des circonstances bien dignes d'attention. Des douleurs céphaliques avec hématidrose se manifestent de temps en temps lorsque la malade, avertie par sa sensation familière, vomit quelques gorgées de sang. Presque simultanément, l'épigastre devient très douloureux, et la peau de cette région se couvre d'une rosée sanglante.

Le 25 janvier 1859. — La santé est de nouveau troublée après un arrêt des règles. Des accès d'épilepsie, des douleurs stomacales et vulvaires, des efforts de vomissement, du spasme glottique se succèdent à de courts intervalles, puis la douleur passe au front, qui se couvre de sang.

Des inhalations de chloroforme et quelques pilules d'opium rétablissent le calme.

Le lendemain, malgré l'administration préventive d'une forte dose de morphine, la tête devient douloureuse, et du sang coule à plusieurs reprises des paupières inférieures. Après une attaque convulsive très compliquée, des élancements parcourent l'épigastre, les aînes et la vulve. Ces douleurs, qui semblent occuper la profondeur des tissus, arrachent des cris affreux à la malade, et la jettent momentanément dans un état d'agitation telle que l'on croirait avoir affaire à un accès de manie aiguë. Chaque paroxysme névralgique débute d'une manière brusque et se termine par une attaque d'épilepsie ou par des efforts infructueux de vomissement suivis de spasme glottique, après quoi la malade anéantie tombe pour quelques minutes dans un état de somnolence, dont elle est bientôt tirée par de nouvelles douleurs.

Les règles reparaissent dans la soirée, et la journée suivante se passe sans accidents.

Le 28. —Un nouvel arrêt dans la menstruation est suivi d'hématémèse, puis de perte de connaissance avec raideur tétanique et suintement sanguin dans le sillon des paupières inférieures.

Des douleurs inguinales et vaginales analogues à celles que nous avons déjà décrites se manifestent avec une intensité qui dépasse toute expression. Dans l'intervalle de ces accidents la malade paraît jouir d'une santé parfaite, elle est douée de fraîcheur, d'embonpoint, et l'on ne saurait trouver dans son extérieur aucun indice de l'affection dont elle est atteinte.

Les facultés intellectuelles sont restées parfaitement intactes. Jamais au sortir de ses attaques, alors même qu'elles présentent les caractères les plus tranchés de l'épilepsie, la malade ne tombe dans cet anéantissement physique et moral qui succède d'ordinaire aux convulsions du mal caduc, et loin de là, à peine le paroxysme est-il terminé, quelle que soit sa nature, qu'aussitôt l'intelligence se manifeste avec sa vivacité habituelle.

Observation XX

A case of the so-called **Ephidrosis Cruenta**, or Bloody-Sweat with remarks.

By. M. Call Anderson, *British Med. Journ.*, 1867.
Août 17, 1867, p. 137.

C'est le cas d'une jeune fille de 15 ans environ, d'une menstruation irrégulière (elle commença à être réglée à l'âge de 8 ans) elle eut des attaques d'hémorrhagies de la peau ; des taches érythémateuses rondes ou ovales situées symétriquement sur la face, les bras, le tronc et les jambes. L'explosion de ces taches se faisait très subitement sans prodromes, habituellement à 11 heures ante-mérid.

Parfois la malade poussait un cri : « Oh ! je sens une partie (une place) de mon bras ; et quoique on arrivait à découvrir immédiatement cette partie ; les taches érythémateuses étaient déjà formées, la peau paraissait fondue, et il s'exhalait un liquide sanguinolent.

Si on excepte ces désordres menstruels et les phénomènes cutanés, cette jeune fille était d'une santé parfaite, peut-être d'une nature un peu excitable.

Le traitement admis par le Dr Anderson's fut la suggestion, consistant en outre dans l'usage de l'aloès et de pilules de fer, des bains de siége chauds à la moutarde et l'application de sangsues lorsqu'on voyait une apparence de menstrues.

Elle fit aussi usage de la liqueur de Fowler, qu'elle prenait avant de me consulter, après un mois d'usage les phénomènes cutanés disparurent; les règles étaient plus profuses, mais toujours marquantes.

La dernière fois que je l'ai vue, un an après, elle allait très bien.

Plusieurs cas analogues ont été notés et commentés par les observateurs; et même des cas où la maladie n'était pas en connexion avec la menstruation, comme chez les enfants et les adultes mâles. D'où M. Anderson ajoute les conclusions suivantes.

« 1° Les pertes de sang par la peau; à part les plaies, écorchures, ulcères, etc., sont très rares.

2° Dans quelques cas ces pertes sont précédées par le développement de taches ovales ou rondes, érythémateuses, inflammatoires; dans d'autres cas par l'éruption de groupes de vésicules; dans d'autres cas l'hémorrhagie vient de follicules de la peau sans aucune éruption intermédiaire.

3° La maladie arrive le plus fréquemment chez les femmes aménorrhéïques, et chez celles qui sont défectueusement réglées;étant dans ce cas une espèce de menstruation vicariante.

4° Son histoire pathologique n'est pas pourtant invariable ; la maladie survient aussi chez les enfants et chez les adultes mâles.

5° Le traitement par la diète nourrissante, les stimulants et les toniques, en supposant que les pertes de sang sont dues à une débilité et à une détérioration du sang, est inefficace dans la majorité des cas.

6° Au contraire, une ligne de conduite tout à fait opposée, et spécialement les saignées locales ou générales, se sont montrées beaucoup plus utiles.

7° Quand la maladie se montre chez des femmes en connexion avec leurs menstrues elle doit être remédiée par les moyens usuels ».

. Le Dr Masson raconte un cas il s'agit d'une jeune fille de 15 ans qui présentait des hémorrhagies extraordinaires par la peau de toutes les parties du corps.

La peau normale et saine devenait subitement molle et saignante. Dans son observation ces hémorrhagies quoique coïncidant avec l'arrêt des menstrues n'avaient pas lieu à des intervalles mensuels,mais se montraient beaucoup plus fréquents et même arrivaient tous les jours. Pendant la période que le Dr Masson observait sa malade, les menstrues se présentaient toutes les semaines (*Edimbourgh. Med. Journ. Sept.* (1866). Un autre cas intéressant est rapporté p r le Dr Puech (*De l'atrésie des voies génitales chez la femme, Paris*, 1864). Sa malade n'a jamais été réglée, elle souffrait de son utérus tous les mois. A l'âge de 17 ans ces douleurs sont remplacées par des maux de tête et sa physionomie subit un profond changement, offrant l'apparence de varices des veines faciales et temporales superficielles et leurs tributaires. Ces varices augmentaient graduellement et un jour une de ces veines éclata en laissant écouler beaucoup de sang. Les hémorrhagies revenaient irrégulièrement, mais au lieu d'épuiser la malade, elles la relevaient. De temps en temps la conjonctive du côté gauche se congestionnait et laissait écouler pas mal de sang. L'hémorrhagie par les varices cessa au bout d'un certain temps, et fut remplacée par des épistaxis

Observation XXI

(Clinical lecture on à case of « Bloody-Sweat », par Thomas R. Chambers. *The Lancet*, 1861, p. 207).

La nommée Henriette R..., âgée de 27 ans. Mère morte à l'âge de 45 ans de phthisie. Père vivant, 78 ans, fort et robuste. Ses frères du côté paternel aussi très bien portants.

Elle grandit jusqu'à l'âge de 15 ans et demi quand une scarlatine qu'elle eut, arrêta sa croissance et l'affaiblit beaucoup. Quoique pas malade, elle se plaignait constamment de douleurs de tête, d'indigestion, et absence des règles. A l'âge de 18 ans, une tante lui conseille d'appliquer des sangsues dans l'utérus (avec un tube) et de prendre des médicaments internes. Les règles n'apparaissent qu'un an après ces manœuvres.

Sa santé générale ne s'améliora pas beaucoup, elle souffrait toujours de manque d'appétit, de toux, de douleurs à la poitrine, et de faiblesse. Elle avait pourtant bonne mine.

Trois ans et demi après, quand elle avait 23 ans, le même traitement fut suivi de nouveau, et amena les menstrues. A cette époque la peau présenta des phénomènes que je vais vous décrire.

Elle eut d'abord une sensation très particulière dans une partie limitée de la peau, sensation qui semblait lui prédire une éruption, qui ne tarde pas à apparaître. Cette éruption caractérisée par une rougeur érythémateuse proéminente sur le reste de la peau, proéminence pas si prononcée que dans l'érysipèle.

Cette éruption se couvrait quelques heures après (rarement plus longtemps) d'une multitude de petites vésicules (comme des sudamina), un peu de sueur séreuse baignait le tout. Cette sueur ne durait pas assez longtemps sous forme des gouttes incolores, elle dévenait vite couleur de sang, on voyait des petits points rouges par où le sang sortait; formant des grosses gouttes ou s'épanchant d'une façon horrible sur son visage, l'éruption suit ces périodes beaucoup plus vite quand la malade est au lit et surtout quand elle dort. Soupçonnant une contusion je fis veiller le lit, la garde-malade vit l'éruption venir, et le sang sortir de la façon comme je l'ai décrit, la malade dormait. Si on frictionnait, essuyait, ou lavait la surface saignante; l'hémorrhagie était augmentée et prolongée. Mais si on la laissait suivre son cours, se prendre en croûte, elle dure une à deux semaines, elle est toujours suivie par une autre éruption semblable dans une autre région du corps; une épistaxis ou des vomissements lui font suite; mais jamais des hémorrhagies par les poumons ou par les intestins. Ces symptômes durèrent 9 mois, et cessèrent par l'application de sangsues sur la partie qui devait présenter l'éruption. Il y eut un épanchement séreux, il se forma quelques vésicules, enfin la malade guérie par l'air de mer (à Margate).

Elle continua à aller bien jusqu'au mois de septembre dernier quand elle fut admise ici à Saint-Mary Hospital pour un cas bénin d'érysipèle.

Cela ressemblait vraiment à un érysipèle, mais quel a été son étonnement et notre embarras quand nous vîmes cet érysipèle saigner. Elle était rarement libre d'hémorrhagies cutanées, mais la violence différait beaucoup d'un moment à l'autre. Pendant ses attaques la face n'était pas la seule partie affectée. Si elle restait couchée longtemps le jour, c'était la région la plus atteinte; mais si elle restait debout, les membres et surtout l'avant-bras; le tronc aussi était atteint.

La perte de sang y était pourtant moindre qu'à la tête. Examiné au microscope le liquide sort de la peau, contenait des disques du sang, à l'état naturel, les globules du sang avaient leurs côtés rougeux et rétrécis ; il y avait en outre de la matière granuleuse, des globules de graisse et des écailles d'épiderme. Il n'y avait pas de coagulum en pilles. Le sang pris et examiné d'une piqûre faite au doigt est parfait et se prend en pilles, et présente des globules blancs en liberté. Elle a eu deux fois des vomissements d'une *demi-pinte* de sang par l'estomac, le sang était brun-foncé ; et j'ai vu aussi son mouchoir teint de sang qu'elle disait être venu de son nez. Elle avoue avoir eu des crises hystériques la dernière année (paroxysme de cris et vociférations pendant son dernier séjour ici).

Elle ne présente pas de désordres corporels. Le ventre est libre. L'urine pâle et suffisamment copieuse, l'appétit est grand, surtout pour la viande. Mais considérant la quantité modérée qu'elle mange, la perte continue de sang par la maladie, et le régime peu fortifiant qu'elle mène, elle n'a pas mal engraissé, mais elle est pâle et mollasse, et elle n'est pas plus faible comme force musculaire qu'à son admission.

Le dernier mois elle allait mieux et les crises d'hystérie s'apaisèrent. Elle se plaignait seulement d'une excroissance de chair qu'elle disait avoir pris naissance depuis trois ans, depuis sa dernière maladie. Je pratique le toucher, je ne trouve rien d'anormal. Poumons et cœurs à l'état normal.

Observation XXII

Ein Fall von Hemathidrosis. Tittel, *in Archiv. fur Heilkunde.*, Leipzig, 1876, p. 63.

Le malade Max S..., de Leipzig, un jeune homme de 20 ans, fort et bien constitué, d'une famille saine, a eu dans son enfance la rougeole et la scarlatine, qui se sont passées normalement. A l'âge de 12 ans étant à l'école ses camarades lui attirent l'attention sur la pâleur de son visage et sur les taches rouges, circonscrites et bien délimitées qu'il présente.

Ces taches n'étaient pas douleureuses et n'occasionnaient aucune démangeaison ; il ressentit seulement une grande fatigue générale après ce phénomène.

La langue avait une coloration bleue foncée, elle était très gonflée et douloureuse. La parole lui était très difficile, mais il arrivait à se faire comprendre.

Les selles étaient vert-noirâtre d'apparence, mais suivaient une marche normale ; l'urine était particulièrement rouge. Il souffrait en même temps de forts maux de tête. Après huit semaines tout rentra dans l'ordre sans l'intervention d'aucun médecin.

Un médecin de la localité auquel on raconta ces faits et qu'on consulta pour ces bizarres phénomènes, n'accorda aucune foi à ces racontars, considéra la chose comme fabuleuse, et ne voulut donner aucun avis avant l'observation personnelle du fait.

La première fois il n'y a eu probablement pas de dermatorrhagie ; on pourrait admettre des hémorrhagies internes si on met une base à ce que raconte le malade sur l'état de ses selles et de son urine. Pendant l'année qui suivit le premier accident le patient se trouva bien, il n'a pas eu d'hémorrhagie.

A la suite d'une sévère remontrance que lui fit son père un jour, *il vit le sang jaillir de la face dorsale de sa main gauche*, d'abord avec force, puis s'apaisant petit à petit. Il ne put constater aucune blessure, cette dermatorrhagie dura plusieurs jours, elle disparut après complétement. Après cette hémorrhagie, il remarqua un grand abattement, beaucoup de dépression et du dégoût de travailler.

Le malade ne nous donne pas de détails sur les autres manifestations qui accompagnaient cette hémorrhagie.

Il est plus explicite quand il nous décrit les autres hémorrhagies qui apparaissent d'une façon irrégulière et présentant toutes l'apparition de sueurs de sang ; il nous raconte que quand il faisait des parties à la campagne, il voyait le mouchoir avec lequel il essuyait la sueur de son front se colorer en rouge. Il remarqua que le col de sa chemise, la chemise et même ses chaussettes, présentaient la même coloration.

Quand je vis le malade pour la première fois, je trouvais toutes ces affirmations fondées et je possède encore un mouchoir, une chaussette présentant la couleur de rouille.

A l'examen attentif du sujet je constate que tous les organes sont à l'état normal, (cœur, poumons, foie, pas d'augmentation de la rate) J'ai constaté seulement une diminution des pulsations (60 par minutes).

Plus tard, en examinant le malade pendant une hémorrhagie, je vois que le pouls est à 40 par minute. *A la même epoque je constate que les pieds et les mains étaient gonfles.* Hémorrhagie était surtout notable *au cou* et à *la paume de la main* où il y avait *une plaque rouge circonscrite. A la partie antérieure de la jambe et aux pieds*, où l'hémorrhagie était si abondante que le malade qui changeait trois à quatre fois de chaussettes par jour, constatait chaque fois la *teinte de rouille*. Pendant ces hémorrhagies le malade se plaignait de faiblesse, de douleur de tête, de vertige, épuisement de tout le corps et dégoût pour le travail ; ainsi il racontait d'être à peine capable à tenir une plume dans son bureau. En dehors de cela il avait bon appétit, la digestion se faisait bien, les selles étaient régulières et non colorées ; l'urine paraissait de couleur orange, mais ne contenait pas de sang. Le malade avait lui-même fait la remarque que tout malaise disparaissait par des promenades à l'air libre ; et la respiration courte qui le gênait dans sa chambre disparaissait complétement.

Il observa aussi que chaque hémorrhagie était précédée d'un état prodromique caractérisé par des vertiges, somnolence et dégoût du travail. J'ai eu l'occasion d'observer trois hémorrhagies chez mon malade. Le 1er octobre 1874 il entre comme volontaire d'un an dans l'artillerie ; à partir de cette époque toute hémorrhagie cessa.

L'examen microscopique et chimique du linge du malade donna des cristaux d'hemine.

Quelques temps après je suis de nouveau appelé chez mon malade, et je constate des gouttes de sang qui jaillissaient à son front. Après avoir essuyé le front de mon patient je n'ai pu constater rien d'anormal sur son front même à l'examen de la loupe. La peau était normale, et nulle part je ne voyais la moindre érosion.

Après une courte séance de mouvements qui furent exécutés très vivement, je vis de nouveau du sàng jaillir, et je vis très nettement qu'il sortait par l'orifice des conduits des glandes sudoripares. J'ai vu quelque chose de plus caractéristique à la paume de la main ; ici on voyait une tache de 50 c. à 1 fr. (10 *groschen*) de diamètre ; cette tache était d'un rouge très intense ; à l'examen plus attentif on la voyait formée d'une foule de corpuscules rouges suivant les rangés des papilles. Si on comparait cette tache aux parties saines environnantes on voyait nettement que ces points rouges correspondaient exactement aux orifices de conduits sudoripares situés au niveau des papilles.

Quand on exerçait une légère expression sur la tache les points rouges apparaissaient en plus grand nombre.

Ces phénomènes pouvaient être observés pendant tout

le cours des hémorrhagies; le professeur Wagner et les Drs Thierfelder, Sturm, Müller et Trübiger ont également constaté les faits. A l'examen microscopique d'une pellicule d'épiderme enlevé par grattage on constatait nettement les globules sanguins en nombre variable. Sur une coupe on voyait les globules sanguins situés au niveau des orifices des glandes sudoripares. Le malade présentait des parties rouges semblables à la partie antérieure de la jambe et à la plante du pied ; mais elles étaient beaucoup moins prononcées qu'à la paume de la main gauche.

Observation XXIII

Observation VI de l'article : *Hémoptysie nerveuse* par M. Carré. *In Archives générales de médecine*, 1877 ; t. 29. p. 193).

Mlle Authemat, âgée de 19 ans, fut prise, dans le courant de l'année 1744, d'une douleur violente au gros orteil du pied droit, douleur qui alla en augmentant pendant un mois s'accompagna de faiblesse et finit par se compliquer de convulsions affreuses que provoquait le moindre pincement ou une cause extérieure.

La saignée arrêta le cours de ce désordre, mais le flux menstruel, déjà diminué, s'arrêta tout à coup ; il reflua sur la poitrine et provoqua une hémoptysie considérable. On fit une saignée au pied, celle-ci amena sur le champ le délire et une hémiplégie droite avec contracture générale et impossibilité d'avaler et de parler.

Les bains agirent d'abord avec quelque succès ; on ne vit plus de crachement de sang, de vomissements, de suffocations, et d'autres symptômes qui surviennent après la saignée. Mais ils ne rendirent point la souplesse aux membres paralysés.

Plus tard la malade tomba dans un sommeil léthargique

avec insensibilité absolue. Au bout de douze jours survint une hémorrhagie du nez, et une paralysie de la langue accompagnée de mutisme.

Huit années s'écoulèrent.... la saignée pratiquée presque tous les mois procurait constamment le délire et des convulsions affreuses. Puis survint une ébullition de sang, avec des taches qui imitaient assez celle de la rougeole.

La saignée employée pour combattre ces accidents amena des convulsions suivies de la perte de facultés de l'œil, de l'oreille, du nez, de la bouche, de la langue. Les bains calmaient ces accidents ainsi que l'hémiplégie sans cependant les guérir. *L'année suivante au mois de juillet et pendant l'époque menstruelle le sang suinta à travers l'œil paralysé et les vaisseaux cutanés du crâne, de l'oreille, du nez, du nombril, du jarret et du pied, du côté toujours racorni, ce qui donne lieu à la catalepsie.*

Les bains prolongés (quelque fois pendant douze heures chaque jour), finirent par triompher des convulsions et des troubles de facultés intellectuelles, alors les menstrues revinrent et par l'effet des bains, enfin les troubles de la face et des sens, ainsi que la paralysie du côté droit se dissipèrent.

OBSERVATION XXIV

Observation d'hématidrose et hématémèses. Service de M. le Dr Desprès, hôpital Cochin. Thèse Froidefond 1879. *Etudes sur quelques hémorrhagies névropathiques*

La nommée B.... (Louise), entrée à l'hôpital le 20 juillet 1877 pour un ensemble caractérisant un état hystérique très prononcé, et consistant surtout en crises nerveuses et exudations sanguines.

Pas d'antécédents de famille.

Le premier phénomène de sa maladie remonte à 4 ans. Elle a été prise pour la première fois le jour de sa confirmation, à l'église, d'une crise nerveuse très forte, qui après son dire, aurait duré plusieurs heures et pendant laquelle elle aurait perdu connaissance. Depuis ce jour les crises se sont répétées souvent, à intervalles inégaux, sans aucune régularité dans les intermittences. Réglée à 12 ans 3 mois, elle n'a jamais remarqué que ses règles aient eu la moindre influence sur ses attaques.

Il nous a été donné d'assister a plusieurs crises.

Avec ou sans phénomènes précurseurs, ordinairement à la suite de douleurs fortes, localisées au côté gauche au-dessous des fausses côtes, la malade se renverse sur son lit et est prise de convulsions toniques portant principalement sur les extrémités.

Les mains, les poignets, les coudes sont placés en demi-flexion; les jambes sont en extension forcée.

Si pendant ce temps on essaie de faire mouvoir les articulations prises, on éprouve une grande résistance tout à fait comparable à celle qu'offre un membre contracturé. En même temps, le ventre est dur, les muscles grands droits de l'abdomen sont violemment contractés et se dessinent en relief. La tête est rejetée en arrière. Les parties contractées sont agitées fréquemment par de petites secousses cloniques n'ayant jamais l'intensité et l'étendue de grandes attaques hystériques. Ces phénomènes durent d'un quart d'heure à deux heures. Ils se terminent ordinairement par un hoquet plus ou moins persistant, rarement par des pleurs.

Il arrive parfois que la malade perde absolument connaissance ; parfois aussi, dit-elle, elle garde l'ouïe pendant tout le temps, et reconnaît parfaitement les gens qui sont autour d'elle sans pouvoir le manifester. Jamais d'écume aux lèvres, jamais de morsure à la langue.

Après ces crises on observe des *exsudations sanguines* qui ont fait leur première apparition peu de temps après la première crise nerveuse, et se sont toujours continuées depuis. Ces exsudations ont paru en même temps que les règles, mais n'ont jamais eu aucune corrélation avec elles.

En effet, malgré la régularité à peu près constante des menstrues, les exsudations sanguines arrivent presque tous les jours. Le sang sort par : *le conduit auditif du côte droit, la face interne des deux conjonctives palpébrales;* mais plus abondamment du côté droit; *le mamelon droit, la partie du sein qui est voisine, le pourtour des ongles des mains et des pieds*, surtout aux mains du côté droit. Jamais d'hémorrhagie par le nez, ni par la bouche.

La malade prétend avoir des hématémèses; nous ne savons pas s'il s'agit d'hématémèses ou d'hémoptysies. Le sang qui sort des conjonctives est absolument comme les larmes. Examiné au microscope il contient une assez grande quantité de globules rouges, peu de globules blancs.

Sur certains points du corps le sang ne transsude pas, comme la poitrine sur laquelle il existe au moment des sueurs de sang, des taches rouges, irrégulières et assymétriques, de véritables stigmates.

L'examen de la sensibilité ne donne pas une véritable hémianesthésie, mais des *plaques d'anesthésie irrégulièrement disseminées*. Ces plaques sont beaucoup plus nombreuses à droite. Si l'on fait pénétrer une épingle dans l'épaisseur du derme, on voit apparaître autour de chaque piqûre de *petites ecchymoses* d'un rose foncé et ne disparaissant que 24 heures après. Toutes les fonctions sont en bon état. Un peu de toux hystérique et le hoquet qui accompagne les attaques nerveuses.

Nous avons trouvé le point ovarien.

La sécrétion urinaire est notablement diminuée.

Le 20 juillet. — La malade à son entrée dans le service a une grande crise à forme clonique, avec perte de connaissance.

Le 21. — Crise nerveuse le matin, nous assistons à la *sueur de sang.*

Le 23. — *Saignement de l'œil gauche.* Le sang paraît provenir du cul-de-sac supérieur de la conjonctive. Mêmes phénomènes pendant les derniers jours de juillet. Crises fréquentes.

6 août. — Depuis quelques jours douleurs très fortes à la paroi abdominale : contractions des muscles droits antérieurs. Électrisations de ces muscles par des courants induits. Les courants induits ne sont pas sentis dans les points anesthésiés. L'étude de ces points à l'aide de la pointe d'une épingle détermine de petites extravasations sanguines ressemblant à des piqûres d'insectes et saignant très facilement.

Le 9. — Vomissements alimentaires mêlés de sang.

Le 10. — La malade est mal réglée, troisième perte depuis ses dernières règles ; même état abdominal, mêmes crises.

Le 13, matin. — Crise nerveuse. Hémorrhagie par la *conjonctive gauche*, vomissement de sang rutilant, non spumeux, torticolis du côté gauche.

Le 20. — Crise nerveuse intense, perte absolue de connaissance, coma, écume sanguinolente aux lèvres pendant la phase convulsive. Pendant la fin d'août crises nerveuses presque quotidiennes et pertes de connaissance ; coma de quart d'heure en demi-heure.

Le 12 septembre. — Depuis quelques jours, modifications notables dans la forme des crises ; convulsion clonique prolongée, sorte de contraction tétanique des muscles respirateurs ; pendant la contraction, arrêt des mouvements respiratoires et congestion céphalique avec strabisme interne double très prononcé. La malade presse fortement, avec la face dorsale de ses mains fléchies, la paroi abdominale.

La crise se termine par le rejet d'une écume blanchâtre.

Le 15. — Hématémèse assez abondante après laquelle la malade se dit soulagée.

Le 26. — A la suite d'une crise, contracture des muscles antérieurs de la jambe.

Le 20 octobre. — Dyspnée intense avec point de côté (à l'auscultation : poumon normal), disparaît à la fin du mois.

Le 29. — Paralysie de la vessie. Cathétérisme douloureux.

Le 4 novembre. — Vomissements sanguins assez abondants. Crises moins fréquentes : pas d'autres hémorrhagies.

Le 13. – La paralysie vésicale a disparu ; mais la miction est douloureuse. Urines claires sans dépôt.

Le 20. — Vomissements alimentaires d'abord, puis sanguins, plusieurs fois par jour. Règles en retard de quinze jours. La contracture a disparu.

Le 7 décembre. — Les hémorrhagies par la conjonctive et le conduit auditif droit ont reparu.

Le 9 décembre. — Dyspnée et point de côté. Application d'un vésicatoire qui donne grande quantité de sang et sérosité.

Le 20. — Paralysie de la vessie. Crises nerveuses, écume sanguinolente. Pas d'autres hémorrhagies.

Le 1er janvier 1878. — Dernières règles le 8 décembre. Ecoulement de sang par l'oreille, qui dure quatre ou cinq heures.

Le 2. — Vers six heures du matin, hémorrhagie par la bouche, contracture des muscles de l'abdomen qui revient toutes les dix à quinze minutes, et disparaît par la compression des ovaires ; à dix heures tout a cessé. Le soir vomissement de sang (150 gr.).

Le 3. — Pas d'hémorrhagie.

Le 8. — Dyspnée. Pied droit contracturé en varus.

Le 10. — Nouveaux crachements de sang.

Le 14. — Les règles ont cessé hier. Ce matin nouvelle crise avec crachement de sang.

Le 24. — Nouveaux crachements de sang, contracture persistante du pied droit.

Le 2 février. — Écoulement de sang par le mamelon droit, électrisation.

Mars. — La contracture cesse.

Pendant les mois d'avril, mai, juin, la malade a de véritables attaques d'hystérie tous les 2 ou 3 jours, et toujours le matin. Pendant ces attaques les yeux et les membres sont convulsés.

Juillet. — Contracture sur le bras gauche et l'avant-bras, hémianesthésie incomplète. Courants électriques.

9 septembre. — Attaque de dyspnée continue. Ventouses inutiles, écume sanglante.

Le 10. — Continuation de la dyspnée. Contracture du côté gauche de la face, de la langue, du masséter gauche.

Le 12. — Tout est rentré dans l'ordre.

Le 13. — Apparition d'un phénomène nouveau : écoulement de sang par l'abdomen un peu au-dessous de l'ombilic, l'électrisation fait cesser cette hémorrhagie.

Novembre. — Reprise de la contracture du pied, paralysie des péroniers latéraux. Le pied est dans l'adduction.

Décembre. — *Etat actuel.* — Contracture des muscles antérieurs de la jambe et des muscles droits de l'abdomen. Anesthésie incomplète du côté droit. Les organes des sens jouissent de leur intégrité. Les attaques plus rares et les hémorrhagies n'ont pas reparu. La malade a peu d'appétit, elle est maigre. Dans les derniers jours de ce mois la santé générale s'améliore notablement. A ce moment réapparaît le symptôme déjà observé : écoulement sanguinolent par la cicatrice ombilicale. On voit sourdre le sang goutte à goutte pendant 1 à 2 heures. Plusieurs fois l'écoulement a duré toute la journée. En même temps réapparition des *larmes de sang* et *l'ecoulement sanguinolent par le mamelon droit.*

Le 26 décembre. — Nouvelles crises épileptiformes avec contracture généralisée et hémianesthésie à droite.

Le pôle positif d'une pile sur le nombril (courants pile Leclanché), a fait cesser en quelques minutes l'hémorrhagie ombilicale.

Observation XXV

(Observation sur un homme réglé par un doigt de la main, par Carrère, cas rapporté *in Louise Lateau de Bourneville,* p. 79).

Jacques Sola, garçon meunier des environs de Perpignan, robuste, bien constitué, d'un tempérament sanguin, âgé en 1764 de 25 ans, était sujet, depuis l'âge de quinze ou seize ans, à un écoulement de sang par le bout du petit doigt de la main droite, qui revenait tous les mois presqu'aux mêmes jours. Le sang coulait chaque fois fort lentement, goutte à goutte, pendant 2 jours, sans qu'on aperçût aucune ouverture sensible à la peau du doigt. Dans l'intervalle d'une évacuation à l'autre, il n'éprouvait aucun changement dans la santé, et se livrait aux exercices ordinaires de son métier; un signe infaillible lui annonçait l'approche de l'évacuation : il ressentait une douleur de tête, d'abord assez légère, mais augmentant jusqu'à ce que le sang commençât à paraître; elle diminuait alors et ne cessait qu'à la fin de l'écoulement; cette douleur de tête était accompagnée d'un léger engourdissement du bras droit, qui ne cessait qu'avec l'écoulement.

Lorsque le sang coulait en moindre quantité qu'à l'ordinaire, ses douleurs de tête devenaient plus vives : l'engourdissement du bras devenait douloureux, s'étendait jusqu'à l'épaule, et était accompagné d'une espèce de fourmillement! Ces symptômes duraient jusqu'au parfait rétablissement de l'évacuation. On réussissait ordinairement à la rappeler ou à la rétablir, en plongeant tous les jours le bras dans l'eau tiède, pendant une heure, durant les 3 jours qui précédaient l'époque de l'évacuation.

Au mois d'octobre 1764, la veille du jour où l'évacuation devait paraître, il resta pendant une demi-heure dans le ruisseau du moulin, dont l'eau était très froide, le temps se trouvant assez frais; l'évacuation ne parut pas le lendemain; mais cet homme se trouva attaqué à la fois d'une péri-pneumonie et d'une dyssentérie.

Je le vis alors pour la première fois.

La péri-pneumonie céda aisément aux remèdes, mais la dyssentérie fut opiniâtre et résista constamment.

J'appris alors le phénomène singulier auquel cet homme était sujet; j'abandonnai dès ce moment les remèdes ordinaires et je m'attachai à rappeler l'évacuation : je n'employai que le moyen qui lui avait toujours réussi, le bain du bras dans l'eau tiède. L'évacuation reparut au mois de décembre suivant, et la dyssentérie cessa sur-le-champ.

De nouveau appelé au mois de septembre 1766, je le trouvai crachant le sang pour la troisième fois, depuis trois mois; depuis un temps pareil, l'évacuation était supprimée. Le remède employé, aux approches de la période suivante, rétablit l'évacuation, et le crachement de sang ne reparut plus. Je n'ai revu ensuite cet homme qu'au mois de juillet 1771; son évacuation subsistait toujours; je l'observai quelques jours après pendant une heure; je l'observai de nouveau le mois suivant; elle avait été retardée de deux jours.

Ces exemples sont très rares chez les hommes, il y a deux cas rapportés dans les *Transactions philosophiques* (n° 171 et 277), et par Heyster et Mead.

Le premier concerne un homme qui fut sujet depuis l'âge de 43 ans jusqu'à celui de 55, presque tous les mois, à un écoulement d'environ quatre livres de sang du doigt index de la main droite; lorsque l'écoulement s'arrêtait il survenait une douleur très vive au bras.

Le second rapporté par Murgrave est plus singulier; il est relatif à un jeune homme, sujet depuis son enfance jusqu'à l'âge de 24 ans, à un écoulement périodique de sang par le pouce, qui revenait à chaque pleine lune; le sang coulait d'abord à la dose de quatre onces chaque fois, et, après l'âge de 16 ans, à celle de demi-livre; l'application imprudente d'un fer rouge sur la partie arrêta l'écoulement, et fut suivie d'une hémoptysie violente.

Ces observations sont singulières par l'analogie qu'elles offrent avec les phénomènes qui précèdent et accompagnent l'évacuation naturelle chez les femmes, et les accidents qui sont la suite de la suppression de cette évacuation.

Les *troubles de l'appareil vaso-moteur* sont extrêmement fréquents dans l'hystérie.

Sur la *peau*, ils peuvent résulter d'un état d'excitation vaso-motrice, qui détermine alors tous les phénomènes de l'anémie cutanée.

C'est ainsi que dans cette maladie on peut observer une sorte de frisson avec aspect de la chair de poule sur la peau (*cutis anserina*), ou encore un refroidissement très marqué parfois aux membres inférieurs, avec diminution notable de la température; le refroidissement peut être plus local encore, et se manifester aux doigts ou à l'un des doigts, sous forme *d'asphyxie*, d'anémie ou de *syncope locale* des extrémités (1).

M. Vulpian cite le fait d'une hystérique rhumatisante chez laquelle on observa un état de blancheur extrême et d'insensibilité complète des deux phalanges. En même temps, les doigts, les mains et les poignets se couvraient d'une sueur si abondante qu'elle tombait par terre. Dans un cas rapporté par Rosenthal (*W. med. J.*, 1879, n°s 23 et 24). les attaques épileptoïdes avaient pour signes précurseurs une sensation subjective de froid et une décoloration des mains et du bout des doigts. Les mains

1. Troubles vaso-moteurs et secrétoires de l'hystérie. Huchard. *In Gazette hebdomadaire de médecine et chirurgie*, 28 avril 1883, p. 274, idem, *in Traité des névroses*. Axenfeld et Huchard, 1883, p. 1029.

devenaient pâles, le bout des doigts et les ongles d'un bleu foncé, la température de ces régions descendait à 30°,6 de 33°,4 temp. norm.; le pouls baissait de 72 à 65.

Après l'attaque, la température des mains s'élevait à 35 degrés, les doigts devenaient rouges, ils étaient le siége d'une transpiration abondante et le pouls montait à 84-88.

Dans l'hémianesthésie hystérique, il y a, dans la majorité des cas, diminution de la température du côté affecté, et le rétrécissement spasmodique des vaisseaux est tel que les piqûres d'épingles, les morsures de sangsues ne donnent pas lieu à d'écoulement de sang. Les fameuses convulsionnaires de Saint-Médard pouvaient recevoir des coups d'épée sans écoulement de sang.

Observation XXVI (1).

A la suite d'accès hystériques, apparition d'hyperesthésie d'une moitié du corps, avec l'élévation de la température, anesthésie et chute de la température un peu avant l'attaque. Guérison.

Une jeune fille de 23 ans traitée il y a plusieurs années pour des accès répétés d'hystérie et catalepsie, fut atteinte d'une récidive à la suite d'une inflammation de la glande mammaire du côté gauche. Des accès paroxystiques de hocquet, dyspnée et accès épileptoïdes se manifestèrent. Dans les heures avant l'attaque et les jours de repos la malade présentait de l'hyperesthésie cutanée et musculaire,

1. *Untersuchungen und Beobachtungen über hysterie. Die vasomotorischen Innervations. — Stœrungen bei Hysterie.*

Prof. Rosenthal de Vienne. *Wiener Medizinische Presse, 1879* n° 25, p. 802.

surtout du côté gauche ou de l'hyperesthésie croisée, du côté des extrémités supérieures gauche et inférieures droites. Tout attouchement, ainsi que toute position prise dans le lit, devenait vite impossible, et ne pouvait être calmée que par des injections sous-cutanées de morphine.

Au niveau des ongles et de la peau très rouges et très en sueurs de la main gauche le thermomètre donnait une élévation de température de 35°,5 c. (la température normale étant 34°,4) ; dans un cas même 36°,1. Au pied 35°,3 (normale 34°,2) dans le creux axillaire. Température 36°,8 (normale 37°,1).

Après une durée plus ou moins longue de ces phénomènes on observa des sensations subjectives de froid, pâleur des mains, coloration bleuâtre des extrémités des doigts et des ongles.

Le thermomètre donna aux mains un abaissement de 30°,6, en même temps on observa que l'anesthésie était plus profonde et générale. Cette dernière était un signe infaillible de retour des accès (contractions toniques et cloniques, avec perte de connaissance). La fin de l'accès s'annonça par la réapparition de l'excitation réflexe des doigts et des orteils (la perte de connaissance et la réaction pupillaire continuaient). Le retour à la sensibilité suivait la direction centripète de bas en haut.

La malade mariée depuis trois ans est devenue mère et se porte bien.

Le docteur Armaingaud a décrit, sous le nom de *forme vaso-motrice intermittente de l'hystérie*, le cas suivant :

Observation XXVII (résumée).

Il s'agit d'une jeune fille qui, indépendamment d'une névralgie cervico-brachiale datant de plusieurs années et continue, est atteinte d'accès d'hystérie convulsive, d'abord irréguliers, plus tard régulièrement périodiques. Après quelques semaines ces accès convulsifs cessent tout à coup, et sont remplacés, dès le jour de leur disparition, par un accès de sommeil qui revient chaque jour à la même heure, et d'une durée toujours égale ; bientôt ces accès de sommeil se dédoublent, et il s'en produit deux par jour, revenant chacun à la même heure, et d'une durée toujours la même pour chacun d'eux ; enfin il vient bientôt s'y ajouter d'autres phénomènes nouveaux non moins singuliers, en sorte qu'à partir d'une certaine période de la maladie la malade est successivement atteinte chaque jour.

A 5 heures et demie du soir une congestion locale des deux yeux d'une durée de deux heures. Une *asphyxie locale des extrémités* survenant pendant la congestion des yeux, et disparaissant quelques heures après elle. A six heures cinq minutes une névralgie intercostale droite d'une grande intensité, cessant brusquement à six heures et demie, et n'étant apparue pour la première fois que quinze jours après la guérison de la névralgie cervico-brachiale.

Enfin une chromidrose des paupières est venue s'ajouter, à la fin de la maladie, à tous ces phénomènes. Armaingaud conclut : coexistence chez une même malade et dans la même journée des *accès de sommeil nerveux*, *de congestion locale et asphyxie locale*, *symétriques et intermittentes*, tout cela mérite l'attention des pathologistes, et il propose le nom de *forme vaso-motrice intermittente de l'hystérie*.

Mais le plus souvent ce sont les phénomènes de paralysie vaso-motrice qui prédominent du côté de la peau. On peut observer alors des congestions (plaques érythémateuses, éruptions papuleuses, vésiculeuses, pemphygoïdes, urticaires) ; ou d'infiltration séreuse (œdème cutané) ; d'hémorrhagies (ecchymoses, taches pourprées, purpura, hématidrose, chromydrose, stigmates, etc.) ; ou enfin la sécrétion sudorale est altérée dans sa quantité ou dans sa qualité (sueurs locales ou générales de sang, chromatydrose, etc.). Parfois les phénomènes opposés de contraction et de paralysie des vaso-moteurs peuvent coexister ou même se succéder très rapidement. Ainsi une pâleur très accusée à la partie supérieure du visage coïncide avec des plaques congestives presque érythémateuses à la partie inférieure ou *vice-versa;* ou encore la rougeur et la pâleur se succèdent avec une étonnante rapidité. Ces troubles vaso-moteurs sont passagers ou permanents ; dans le premier cas, apparaissant après les crises convulsives, sous forme de taches rouges, irrégulières, disséminées sur la face, sur les bras ou sur le cou, durant de quelques heures à quelques jours, ils peuvent dans quelques cas assez rares, laisser place à une légère desquamation furfuracée ; une malade observée par M. Charcot avait une rougeur intense de la face et du cou, avec des élevures plus pâles qui duraient plusieurs jours et qui étaient remplacées par des plaques d'urticaire accentuées surtout sur le côté droit du corps, siége d'une hémianesthésie. M. Bourneville cite deux malades chez lesquelles il était possible pendant plusieurs jours après les attaques, de tracer sur la poitrine et sur le ventre avec une épingle, des lettres qui apparaissaient bientôt en relief avec une bande érythémateuse de plusieurs centimètres de hauteur (*Iconographie photographique* de la Salpêtrière, t. III, p. 19-92).

État de parésie ou paralysie vaso-motrice peut-être plus ou moins permanent chez les hystériques ; exemple de cas de la *femme autographique* rapporté par M. Dujardin-Beaumetz à la Société médicale des hôpitaux (1).

L'inscription des lettres ou d'un nom entier faite avec l'ongle ou une pointe mousse sur le tégument externe, était suivie de l'apparition de lignes rouges, remplacées bientôt par des saillies blanches avec relief d'un à deux millimètres d'épaisseur.

Observation XXVIII

Hystérie ; perte de la sensibilité générale à toute la surface de la peau ; troubles vaso-moteurs permettant aux caractères qui sont tracés sur la peau de paraître en relief pendant plusieurs heures. Catalepsie. Observation rédigée par Dubar, interne du service.

Julie Jagoret, âgée de 29 ans, journalière, entre à l'hôpital Saint-Antoine, le 30 juin 1879.

C'est une femme de complexion délicate, et surtout d'un tempérament nerveux très prononcé.

Son père est mort à l'âge de 51 ans, d'une affection chronique de la poitrine ; sa mère morte à l'âge de 52 ans, a eu un grand nombre d'attaques de nerfs, Elle avait quatre frères et une sœur ; tous morts aujourd'hui ; les uns de la poitrine, les autres de méningite tuberculeuse.

Le dernier qui a succombé à l'âge de 19 ans a une fièvre typhoïde était somnambule. Il avait l'habitude de courir la nuit sur les toits. Ainsi, dans cette famille, tous les enfants présentaient une grande faiblesse de constitution et une disposition non douteuse aux névroses. La malade qui fait

1. Note sur des troubles vaso-moteurs de la peau observés sur une hystérique, femme autographique, Dujardin-Beaumetz, *in Union Médicale*, 1879, t. 28, p. 919.

le sujet de notre observation se montre, dès son plus jeune âge, prédisposée à des affections nerveuses de tout ordre.

A 9 ans, elle devient sourde des deux oreilles, et cette surdité, sans écoulement par le conduit auditif, sans mal de gorge, se dissipe au bout de quelques mois.

A 21 ans, elle est prise d'une chorée violente qui lui enlève tout sommeil pendant plus d'un mois, et qui ne disparaît qu'après deux ans et demi. Encore aujourd'hui il lui reste quelques grimaces très légères à la face.

A 16 ans, la menstruation apparaît, la malade raconte que, le jour même de l'apparition de ses règles, son père mourut, et que le chagrin, que cet évènement lui occasionna, a provoqué sa première crise nerveuse.

Elle perdit connaissance, pendant trois jours et trois nuits, et ses parents lui ont raconté que, pendant tout ce temps, elle remuait violemment tout le corps. Elle suivit, à cette époque, un traitement qui amena de bons résultats, puisque, pendant deux ans, elle n'eut plus d'attaques de nerfs et qu'elle jouit d'une bonne santé. A partir de ce moment la menstruation a été toujours normale.

A 18 ans, la mort d'un de ses frères provoqua une deuxième crise d'une extrême violence, et d'une durée de neuf jours. Il paraît qu'on lui pratiqua une saignée du bras et de la cheville qui amena une détente complète.

A partir de cette époque sa santé a été très satisfaisante. Elle pouvait travailler et même se livrer à des occupations assez fatigantes. Elle restait toujours très nerveuse, impressionnable ; avait assez rarement d'ailleurs, de petites attaques d'hystérie lorsqu'on la contrariait, mais elle ne souffrait pas.

Pendant les premiers mois de l'année 1878, elle commença à ressentir de vagues douleurs dans la poitrine et dans le ventre. Ces douleurs allèrent en augmentant, au point que, au mois de mars de cette année, elle entra à l'hôpital Saint-Antoine dans le service de M. Ball. Elle y resta un mois, et en sortit parce que, dit-elle, elle ne voulait pas se soumettre au traitement qu'on lui imposait.

Quelques mois après sa sortie de l'hôpital, sans aucun traitement, ses douleurs disparurent comme par enchantement. Ne souffrant plus, elle se croyait complétement guérie. Néanmoins environ tous les deux mois, elle avait une attaque d'hystérie à mouvements cloniques très prononcés ; mais elle n'y faisait pas attention, elle les mettait sur le compte des contrariétés.

Vers le mois de mai 1879, ses douleurs de poitrine et de ventre reparaissent ; en même temps, elle ressent dans les membres une grande faiblesse. Elle peut à peine marcher. Bientôt elle perd l'appétit. Elle entre à l'hôpital le 30 juin.

Les troubles nerveux que présente cette malade sont très complexes. Nous avons déjà mentionné dans ses antécédents un certain nombre d'accidents nerveux.

Nous ne ferons, ajoute M. Dujardin-Beaumetz, qu'énumérer ici les symptômes actuels offerts à notre observation, qui ne sont autres que ceux d'une hystérie très prononcée, nous réservant d'attirer l'attention et d'insister tout particulièrement sur un phénomène bizarre, tout au moins exceptionnel, sinon unique jusqu'ici dans la science.

La sensibilité générale est profondément modifiée. Toute la surface cutanée est le siége d'une anesthésie complète. On peut lui traverser de part en part la peau des membres, du ventre, des seins, de la face, sans qu'elle ressente la moindre douleur. Toutefois, dans ces cas, elle perçoit une légère pression, ce qui prouve que le sens du tact n'est pas complétement aboli. La sensibilité au froid, à la chaleur, au chatouillement, ne se rencontre pas davantage. Du côté des muqueuses nous ne notons aucun phénomène du même ordre.

Le tact est très diminué. En effet, la malade n'arrive à coudre qu'avec les plus grandes difficultés. Les aiguilles lui échappent, et, si elle n'y porte pas la plus grande attention, si ses yeux perdent un instant la direction de l'ouvrage, elle continue à faire les mouvements de la main et du bras, mais alors sans aiguille entre les doigts, et par conséquent sans résultat, ce qui lui cause une grande irritation.

Il n'existe pas d'anesthésie plantaire ; elle sent parfaitement le sol et en discerne la nature. A plusieurs reprises, pendant la même journée, une sensation de boule partant de l'épigastre et remontant à la gorge est perçue par la malade. C'est dans ces moments-là que, la constriction épigastrique augmentant plus que d'ordinaire, il lui arrive d'avoir des vomissements. Nous ne constatons actuellement aucun trouble des organes des sens. Nous rapportons, en effet, à l'avenir les vertiges qu'elle éprouve lorsque, s'étant baissée pour ramasser un objet, elle vient à se relever.

A ces troubles de la sensibilité viennent s'ajouter des névralgies intercostales, lombaires, des douleurs dans les jambes.

On ne rencontre aucune diminution appréciable de la mobilité, la force musculaire est bien conservée.

Nous arrivons maintenant au point le plus intéressant de notre observation, à la description d'un phénomène tout à fait insolite, dont la nature et la pathogénie restent pour nous assez obscures.

Lorsqu'on vient à tracer avec l'ongle ou avec un instrument à pointe mousse un trait sur le tégument externe on voit apparaître au bout de quelques secondes une traînée rouge, puis cette rougeur s'étend et forme une plaque rectangulaire ; enfin au bout de deux à cinq minutes se montre, dans toute l'étendue de la ligne tracée sur la peau, une saillie blanche dont le relief va s'accusant de plus en plus jusqu'à atteindre un millimètre et demi à deux d'épaisseur. Les choses restent en l'état pendant trois à six heures, quelquefois même pendant douze heures, puis tout disparaît.

On peut varier de mille manières l'expérience, exécuter sur la peau les dessins les plus divers, écrire des noms de dix à quinze lettres, partout où l'instrument mousse a appuyé on a un relief blanc, et tout autour, dans une étendue de 4 à 5 centimètres, une plaque rouge. Au niveau de cette plaque, il existe constamment une notable élévation de la température facilement appréciable à la main.

Lorsque le phénomène a atteint tout son développement, lorsque la plaque et les reliefs sont bien constitués, la portion de la peau qui en est le siége ressemble assez bien à un cliché d'imprimerie ; de là le nom de *femme cliché* ou de *femme autographique*, sous lequel elle est connue depuis son entrée dans le service.

Les sensations subjectives au niveau de la plaque sont nulles. Il n'est pas douteux qu'il existe un trouble vaso-moteur considérable. La rougeur qui apparaît au début est complétement sous sa dépendance.

Mais est-il possible d'expliquer de la même façon le relief blanc de la peau. Ce relief, nous l'avons vu, est considérable, puisqu'il a jusqu'à 2 millimètres d'épaisseur. Nous avons vu survenir souvent chez des femmes hystériques, sous l'influence de pressions, d'irritation, ou encore d'une application d'aimant, des plaques d'urticaire. Il n'est pas douteux qu'il y ait une analogie considérable entre ce développement d'urticaire et l'apparition des cordons en relief blanchâtre de notre malade ».

Nous rapprochons de ces derniers faits cliniques les

intéressantes expériences de MM. Dumontpallier, Mabille, Bourru et Burot.

Observation XXIX

M. H. Mabille. Note sur les hémorrhagies cutanées par autosuggestion dans le somnambulisme provoqué. Congrès de Grenoble, 1885, p. 628, et *in Progrès Médical*, 1885, p. 155, n. 35).

D'une note inédite concernant l'auto-suggestion dans le somnambulisme provoqué, j'extrais ce qui suit, en ne retenant des phénomènes constatés que ce qui a trait aux hémorrhagies de la peau et en résumant brièvement les faits qui ont permis de les observer.

Le 5 août 1885, à une visite, vers huit heures et quart du matin, en présence de M. le Dr Ramadier, médecin adjoint de l'asile de Lafond, et de M. Chauvelot, interne du service, je plonge V... dans le somnambulisme et désireux de combattre les insomnies du malade, je lui dis :

« Ce soir, à huit heures, vous direz au gardien Ernest : Ernest, venez donc me coucher, j'ai besoin de dormir. Puis vous irez vous coucher et vous dormirez jusqu'à cinq heures du matin. Pendant votre sommeil, vous n'entendrez rien, vous ne verrez rien, vous ne sentirez rien. Vous m'entendez V... ? — Oui, Monsieur.

A sept heures cinquante-sept environ, V... qui se promène dans la cour, reste le regard fixe, a quelques légères convulsions de la face, ainsi qu'il arrive chez lui lorsque le terme de la suggestion approche. Puis il tombe dans le sommeil, ou plutôt dans cet état intermédiaire décrit par M. Dumontpallier. Son hyperesthésie gauche a disparu. Il répète à son gardien les paroles citées plus haut, se dirige vers son lit, se déshabille brusquement, et à huit heures précises dort d'un profond sommeil.

A partir de ce moment, sans qu'il me soit possible de le réveiller (car il ne voit rien, n'entend rien, ne sent rien, et la pression des zônes hystérogènes reste inefficace), son sommeil est interrompu par une série de phénomènes singuliers dont je ne veux retenir pour aujourd'hui que les suivants :

V.... presse sur ses orbites avec ses doigts, puis ouvre ses paupières largement, et enfin frotte légèrement sur son vertex. Puis nous entendons de la bouche de V... le dialogue suivant :

D. — V... m'entendez-vous ?

R. — Oui, monsieur.

D. — Donnez-moi votre bras.

R. — Oui, monsieur.

D. — V... un quart d'heure après votre réveil, il y aura un V sur votre bras, à la place que je marque (il désigne lui-même l'endroit sur son bras), et ça *saignera;* vous entendez, je veux que ça saigne ?

R. — Oui, monsieur.

D. — Comptez jusqu'à dix et réveillez-vous à sept.

V... compte 1, 2, 3, 4, 5, 6, 7, semble sortir de son sommeil, puis achève de compter 8, 9, 10 et s'arrête. Le sommeil se manifeste ensuite par des ronflements sonores. Puis, environ un quart d'heure après ce dialogue, V... est pris de la crise que nous avons l'habitude d'observer chez lui lorsque les stigmates lui ont été suggérés.

A la fin de cette crise nous examinons son bras et nous voyons un V, et ce V *est couvert de sang.* Cette effusion sanguine s'est produite au lieu et place d'un V suggéré par moi le 3 août en présence de MM. les Drs Barth et Delarue, de la Rochelle (Méthode de MM. Bourru et Burot).

Les mêmes phénomènes se sont reproduits *à deux reprises*, dans la même nuit, au *même endroit*, et par *le même mécanisme*.

V... s'est réveillé exactement à cinq heures précises du matin, sans savoir qu'il avait dormi, et avec conviction qu'il sortait de cueillir des fleurs dans le jardin de l'asile.

Il s'agit donc, dans ce cas, d'une hémorrhagie qui s'est produite durant le somnambulisme provoqué sans aucun intermédiaire, et au lieu et place de stigmates anciens, par ce que je crois pouvoir appeler *auto-suggestion*. Et cette auto-suggestion (aussi bien d'ailleurs que tous les phénomènes que j'ai pu observer dans la nuit du 5 au 6 août, en présence de M. le Dr Ramadier et de M. Chauvelot) a été d'origine *corticale*, puisque le point de départ des impressions périphériques était supprimé. Elle a été comme le *réveil* et l'*extériorisation* de sensations antérieurement emmagasinées.

III. — DES SUEURS. — La diaphorèse a été parfois observée.

Il s'agit de sueurs profuses très abondantes. Dans un cas cité par Vulpian, elles se manifestaient surtout la nuit, et n'ont cédé qu'à des doses assez considérables d'atropine.

Dans un autre cas de Siredey elles ont constitué pendant un temps assez long le seul symptôme de la maladie, pour alterner ensuite avec des crises nerveuses; enfin dans des cas assez rares, elles peuvent, au même titre que les vomissements, et avec une exagération de la sécrétion salivaire, constituer un moyen d'élimination pour l'urée dans les faits d'anurie hystérique ; chez d'autres malades, il s'agit de sueurs locales plus ou moins altérées dans leur qualité, et Bourneville (1) cite à ce sujet le cas d'une jeune fille qui présentait au niveau de l'aisselle droite (côté anesthésié) une coloration rouge vermillon des poils, avec sécrétion assez abondante pour tacher le linge en rouge.

1. *Iconographie de la Salpêtrière*, t, III, 1879-1880, p. 84.

Observation XXX

Hystérie larvée ; sueurs profuses des extrémités. Observation du service du Dr Siredey à l'hôpital Lariboisière, interne. M. Comby, *Journal de Méd. et Chir. pratiques*, 1881, p. 344.

Une jeune fille de 19 ans, sans antécédents particuliers, bien réglée, a été atteinte l'année dernière d'une pneumonie, à la suite de laquelle elle a présenté de temps à autre des sueurs aux pieds et aux mains qui la gênaient et l'inquiétaient. Plus tard, palpitation, anorexie et douleurs épigastriques.

Il y a un mois les sueurs furent tellement abondantes qu'elles condamnèrent la malade au repos et l'obligèrent à entrer à l'hôpital.

Cette diaphorèse n'a pas cessé depuis un mois, et la malade a les pieds et les mains baignés de liquide; l'épiderme est macéré et se détache à certains endroits. A quelque heure de la journée ou de la nuit que ce soit ; l'état est toujours le même. Les mains jusqu'au poignet, les pieds jusqu'aux chevilles sont les seules parties affectées. Toutes les autres parties du corps échappent à cette diaphorèse.

La cause de ces troubles était difficile à trouver, car il ne s'agissait certainement pas dans ce cas de ces sueurs qui se rencontrent quelquefois à titre de véritable infirmité et se montrent alors dans des conditions différentes. L'état local, ainsi que l'état général, ne pouvait pas mettre sur la voie du diagnostic.

Au bout de quelques heures survinrent quelques phénomènes douloureux qui firent penser à une manifestation rhumatismale, mais qui cessèrent spontanément. On administra un vomitif, on donna du sulfate de quinine, de l'atropine, de la pilocarpine en injections sous-cutanées, des injections d'ergotine, tout cela sans résultat bien marqué.

Les choses en étaient là, lorsque après un mois environ de ces différents traitements la malade tombe en léthargie le 4 avril, avec des intervalles d'hallucinations et de délire gai. Cet état dure pendant 4 jours, pendant lesquels, chose remarquable, les sueurs disparaissent. Puis la malade revient à elle, et les sueurs reparaissent quoique moins abondantes. Pour la première fois le 10 avril on constate l'existence d'une anesthésie cutanée et sensorielle diffuse avec prédominance à gauche qui caractérise bien la nature hystérique de ces accidents.

A partir de ce moment les phénomènes hystériques se succèdent. Après un nouvel accès de léthargie, et des convulsions, la malade se réveille, le 22 avec une amaurose double et complète ; les sueurs sont revenues encore une fois ; et en effet, pendant les crises hystériques, les sueurs diminuent en se supprimant presque chaque fois pour reparaître dans les intervalles lucides.

Le 1er mai, le sel sur la langue, les inhalations d'ammoniaque et l'acide azotique ne déterminent aucune réaction; plus de sueurs.

Le 3 mai, la vue est revenue, mais reste trouble du côté gauche. A partir de ce moment il n'y a plus de crises nerveuses, mais la diaphorèse est aussi abondante que par le passé, l'anesthésie persiste avec prédominance à gauche, et de plus, une impotence presque complète des membres inférieurs empêche la station debout.

Le 22 juin, M. Siredey fait appliquer quatre gros aimants sur le côté gauche pendant plusieurs heures. Le 28, la sensibilté est revenue de ce côté et les mouvements reviennent également dans les membres inférieurs ; enfin le 6 juillet, la sensibilité est revenue presque complétement des deux côtés. Les jambes ont aussi recouvré presque tous leurs mouvements, et la marche se fait en prenant un point d'appui sur le bras d'un aide. Les sueurs ont persisté, mais sont moins abondantes qu'au début. L'alternance qu'il y a eu entre les paroxysmes hystériques et les sueurs mérite d'être notée.

Observation XXXI

(Raymond. Comptes-rendus à la société de Biolog., 1881, p. 237-242, *résumé*).

Sueurs généralisées au début d'une tuberculose à marche lente ; sueurs localisées aux mains, indemnes jusqu'alors, sous l'influence de l'administration du sulfate d'atropine ; relation de diverses expériences sur les sueurs localisées ; hystérie chez l'homme, développée consécutivement ; phénomènes de l'hystéro-épilepsie au grand complet ; hémiplégie droite ; hémi-anesthésie ; contractures. Arrêt des attaques par la compression testiculaire.

Le malade, serrurier, est âgé de 25 ans. Il entre dans mon service à l'hôpital Tenon le premier avril. On constate une tuberculose au début. Submatité au sommet du poumon droit dans la fosse sous-épineuse. Expiration prolongée et craquements secs.

Sueurs abondantes durant la nuit. A ce moment il n'y a pas trace de sueurs du côté des mains. Traitement ordinaire de la tuberculose, de plus contre les sueurs généralisées on donne 2 granules de sulfate d'atropine (2 milligrammes chaque granule). Les sueurs généralisées disparurent et furent remplacées par une sécrétion très abondante des faces palmaires des deux mains, et qui augmentait à la moindre émotion.

On essaya tous les médicaments contre les sueurs ; sulfate d'atropine, duboisine, la poudre d'agaric blanc, la teinture de belladone à l'intérieur, la poudre en usage dans l'armée Allemande contre la sueur des pieds, etc. Tous ces médicaments sans résultat bien notable et stable.

On décida alors de pratiquer l'électrisation de la région cervicale postérieure, espérant ainsi agir à distance sur la moelle épinière. On employa les courants induits, en augmentant progressivement la force du courant. On électrisa également le plexus brachial, en plaçant un électrode au niveau des scalènes et un autre à la face interne du bras. Autrefois on électrisa un seul nerf.

On obtient un résultat constant : au début de l'électrisation, surtout lorsque ce moyen de surexcitation portait sur le plexus brachial, il y avait augmentation de la sécrétion sudorale, mais en prolongeant l'électrisation 20 minutes à une demi-heure il y avait suspension complète de la sécrétion sudorale, et elle restait suspendue jusqu'au lendemain matin.

On appliqua aussi un mélange de glace pilée et de sel marin, soit sur la région cervicale postérieure, soit à la face interne des bras. L'opération dura 17-20 minutes.

La glace n'ayant pas complétement réussi on employa le chloral hydraté, qui fut appliqué directement sur la peau et laissé un quart d'heure. Il détermina, en se dissolvant dans le liquide de la respiration cutanée, une vésication assez forte; en même temps, la peau était anesthésiée sur une étendue de quatre à cinq centimètres autour de la surface d'application. M. Raymond espérait ainsi obtenir des phénomènes inhibitoires, et une action possible sur les centres sudoraux; mais il ne se produisit rien de semblable. Le chloral paraissait plutôt agir après son absorption et son transport dans la circulation générale.

Après deux mois de ces tâtonnements thérapeutiques le malade fut envoyé aux douches et soumis au traitement bromuré (2 grammes de bromure de potassium par jour). On fut conduit à ce traitement par les changements qui s'opérèrent chez le malade, qui devient très impressionnable, un rien l'émeut, le fait trembler, il est irritable, il pleure à propos de rien.

Il a des palpitations, des migraines, l'appétit capricieux, les digestions pénibles, et, enfin malgré le bromure de potassium, une insomnie absolue.

Un soir, il sort de l'hôpital, mais une fois dans la rue, il est pris de tremblements, de vertiges, d'étourdissements, on est forcé de le transporter de nouveau dans la salle du service.

Il y sanglota toute la nuit.

Depuis ce moment il mange très peu et ne peut plus quitter son lit. Il se plaint fréquemment de phénomènes de compression douloureuse au creux épigastrique. Un jour, cette constriction épigastrique est suivie d'une sensation de strangulation, d'étouffement, puis sans pousser un cri, les quatre membres se raidissent, la face est vultueuse, injectée, le cou tuméfié, le ventre tendu, le malade est en opisthotonus. A cette phase tonique succèdent bientôt des convulsions cloniques généralisées, convulsions avec grands mouvements semblables à ceux de la femme ; plusieurs infirmiers le maintiennent difficilement, mais la compression du testicule droit et la pression dans la fosse-iliaque droite arrêtent un instant ces convulsions. Pendant la journée, plusieurs attaques semblables s'étant produites le malade est camisolé. Les crises se sont renouvelées, comme chez certains hystériques, jusqu'à vingt fois par jour pendant trois jours. Pendant les crises rétention d'urine. L'aphonie est complète, le spasme pharyngien rend la déglutition impossible.

On lui enlève la camisole suivant son désir, et on constate une hémiplégie droite complète avec contracture, hémianesthésie absolue du même côté : les sens spéciaux pris.

Au bout de 5 jours, le spasme pharyngien cesse ; l'aphonie continue, mais la contracture est moins intense. Les aimants donnent les résultats classiques.

La sensibilité revient plus lentement de la périphérie au centre. Mains et avant-bras sensibles, coude et bras insensibles ; de même pour le pied et la jambe.

Santé générale parfaite dans l'intervalle des attaques, ces dernières sont annoncées par des périodes prodromiques consistant en un malaise très pénible, de la céphalalgie, des étourdissements, troubles surtout marqués à droite. Puis l'attaque se déroule avec ses phases ordinaires, mais toujours sans perte de connaissance.

M. Raymond appelle, en terminant, l'attention sur les variations de la névrose. Il est bien des états qui ne sont pas encore classés, dans lesquels on observe des balancements surprenants entre diverses manifestations nerveuses, polyurie simple, poussées érythémateuses, troubles vasomoteurs, etc.

IV

L'ŒDÈME HISTÉRIQUE.

L'œdème, de nature hystérique, constitue, lui aussi, un trouble trophique très intéressant récemment étudié par M. le professeur Charcot et ses élèves MM. Gilles de la Tourette et Dutil qui ont publié sur cette manifestation un très important mémoire auquel nous empruntons ce qui va suivre (1).

Sydenham, qui a tant fait pour la névrose, l'avait déjà remarqué, car il le décrit en ces termes (2).

« L'affection hystérique, dit-il, ne s'en prend pas seulement à presque toutes les parties internes ; elle attaque aussi quelquefois les parties externes et les muscles, savoir : les mâchoires, les épaules, les mains, les cuisses, les jambes ; elle y cause tantôt une douleur et tantôt une *enflure*, dont celle des jambes est la plus remarquable. On peut toujours observer deux choses dans l'enflure des hydropiques, c'est qu'elle est plus considérable le soir et

1. *Contribution à l'étude des troubles trophiques dans l'hystérie, Atrophie musculaire et œdème. Nouvelle Iconographie de la Salpêtrière*, t. 2. nº 6, p. 251. 1889.

2. *Médecine pratique de Sydenham avec notes*, par *feu* M. A. Jualt. nouv. édit. 5e partie. Avignon, an VIII, 1799, p. 479.

que, quand on la presse fortement avec le doigt, l'impression y reste comme dans la cire molle. Au contraire, l'enflure des personnes hystériques est plus grande le matin, et, quand on la presse avec le doigt il ne reste aucune marque.

Le plus souvent aussi l'enflure n'est qu'à une des jambes. Du reste, elle ressemble tellement à celle des hydropiques, soit par sa grandeur, soit par sa superficie, qu'on a bien de la peine à persuader aux personnes malades qu'elles ne sont pas hydropiques ».

De l'œdème hystérique, après Sydenham, il n'est fait nulle mention dans les traités classiques ou dans des mémoires particuliers, et il faut arriver en 1880 pour le voir décrit à nouveau dans une remarquable observation de M. le professeur Damaschino (1).

En 1883, A. Fabre (2), professeur de clinique à l'école de Marseille, qui connaît parfaitement la description de Sydenham, donne la relation écourtée d'un nouveau cas.

En 1884, Weir Mitchell (3), rapporte à son tour trois exemples de ce phénomène pathologique, qu'il croit être le premier à décrire.

En 1889, M. le professeur Charcot, dans une de ses leçons a, nous l'avons dit, étudié « l'œdème bleu » des

1. *Des troubles trophiques dans l'hystérie* (*Gazette des Hôpitaux*), 1880, p. 561.

2. *Nouveaux fragments de clinique médicale. — L'hystérie viscérale*, Paris., Delahaye et Lecrosnier. Edit. p. 109.

3. *Unilateral sweling of hysterical hemiplegia.* (*The american Journal of medical sciences*), vol. 88. Philadelphie, 1884, p. 94.

hystériques, à propos d'un cas qui va être rapporté plus bas (Obs. XXXII).

MM. Gilles de la Tourette et Dutil en rapportent cinq autres cas qui, avec les précédents, constitueront l'ensemble clinique sur lequel devra s'asseoir la description de l'œdème hystérique. C'est-à-dire que très probablement cette symptomatologie aura besoin d'être complétée, car nul doute qu'une fois l'attention attirée sur cet œdème on ne le rencontre beaucoup plus souvent que par le passé.

L'observation XXXII a été obligeamment communiquée à MM. Gilles de la Tourette et Dutil par M. le professeur Charcot. En somme, il en existe actuellement 10 cas bien connus, 1 de Damaschino, 3 de Weit Mitchell, 1 de Tuffier; 6 de la Salpêtrière, dont deux inédites que nous rapportons plus loin ; une par M. Tuffier, agrégé chirurgien des hôpitaux. « L'œdème hystérique, disent ces auteurs, fréquente donc les services de chirurgie, ce qu'il était important de signaler ».

Nous remercions M. le professeur Charcot pour l'obligeance qu'il a eue de nous permettre de prendre dans son service la seconde bservation inédite qui porte le nº XXXVIII.

Observation XXXII

Perr... N..., quarante-six ans, ayant exercé la profession de marin, actuellement veilleur de nuit à l'usine Eiffel, entré le 21 mai 1889, salle Prus, nº 9, à la Salpêtrière, service de M. le professeur Charcot. *Pas d'antécédents héréditaires.*

Antécédents personnels. — A treize ans et demi est entré à l'école des mousses; a navigué jusqu'en 1879, âgé de trente-six ans comme matelot; était un peu mauvaise tête. A fait la campagne d'Italie, stationné à la Martinique; stationné aux Indes; quatre mois au Sénégal; croisière dans les mers de Chine pendant dix-huit mois. Voyages à Saïgon, à la Nouvelle-Calédonie. Au Sénégal à l'âge de dix-neuf ans, aurait eu la fièvre jaune? Jamais de fièvre intermittente. Il aurait eu deux petites atteintes de scorbut à vingt ans et à trente-cinq ans.

Depuis qu'il a quitté la marine en 1876, âgé de trente-six ans, il s'est marié, a travaillé cinq ans comme garçon de bureau, puis est entré comme surveillant de nuit à l'usine Eiffel. Pas de syphilis.

De vingt-trois à trente-six ans il a fait des excès de boisson, il avait des pituites, du tremblement des mains, des cauchemars pendant la nuit.

Depuis cinq ou six ans il est tout à fait sobre.

Il a perdu sa femme il y a cinq ans; il y a trois ans il a perdu un enfant du croup; c'est trois mois après qu'il a commencé a avoir des vertiges. Toujours bien portant depuis 1876,

Début de l'affection actuelle. — Il y a trois ans au mois d'août, il eut des étourdissements passagers, sept ou huit par jour. Il était pris tout d'un coup; les objets oscillaient devant lui, sa vue se troublait, pas de bruits dans les oreilles; il ne perdait jamais connaissance, mais il était obligé de se cramponner pour ne pas tomber.

Quand il ne pouvait pas s'accrocher à quelque objet, n'ayant rien à sa portée, il se laissait aller doucement à terre pour ne pas se blesser en tombant. Cela durait une minute et tout était fini.

Il travaillait alors comme homme de peine dans une fabrique de produits chimiques. Comme il était souvent obligé de transporter des bombonnes d'acide sulfurique le contre-maître craignant de le voir tomber et casser ses bouteilles, vu ses fréquents vertiges, le fit renvoyer de la maison.

En dehors de ses vertiges, il était tout à fait solide, travaillait régulièrement, ne souffrait de rien. Ces vertiges se sont atténués progressivement : ils ont existé pendant huit mois et ont disparu.

Depuis trois ans il lui arrive aussi très souvent, deux ou trois fois la semaine, d'être pris de bouffées de sang à la tête, sans vertiges.

Cela vient aussi bien à jeun qu'après le repas, dans l'après-midi assez fréquemment. Tout à coup, il sent une bouffée de chaleur lui monter à la tête ; ses tempes battent, il devient très rouge, cramoisi, violacé.

Parfois les personnes qui le voyaient dans cet état croyaient qu'il avait bu. Cet état de congestion à la face ne s'accompagne pas de vertiges, seulement, s'il baisse la tête dans ces moments-là, elle lui tourne quand il la relève.

Durée, une heure à une heure et demie.

Il a encore ces « congestions » actuellement, sa fille lui a dit plusieurs fois, que pendant son sommeil du jour (car il est veilleur de nuit), surtout lorsqu'il a eu des vertiges, il rêve, parle, *pleure* abondamment ; il ne s'éveille jamais dans ces cas.

Il y a deux ans le 21 juin 1887, en s'éveillant à une heure de l'après-midi (il s'était couché à sept heures du matin), il s'est trouvé complétement paralysé de la main droite.

Il ne pouvait ni fléchir, ni étendre les doigts, ni relever le poignet, ni le mouvoir dans aucun sens. Sa main était complétement insensible, même au toucher ; il est très affirmatif sur ce point.

La veille, il s'était couché bien portant, il n'avait pas bu, n'était pas plus fatigué que d'ordinaire, pas l'ombre d'un traumatisme, rien de particulier.

Cette paralysie persistait depuis un mois et demi lorsqu'il entra à l'hôpital Saint-Antoine, dans le service de M. Troisier (août 1887), où on électrisa sa main, qui resta insensible aux courants les plus forts. Il prétend que quand on plaçait les pôles de la pile à courants interrompus, l'un sur le bras, l'autre sur la face externe de l'avant-bras, au niveau de sa moitié supérieure, il sentait bien le courant, mais les doigts ne se relevaient pas.

« Ça ne répondait pas, disait l'élève qui l'électrisait ». Il était insensible de toute la main jusqu'au quart inférieur de l'avant-bras. Au bout de quinze jours, il commença à mouvoir ses doigts ; la sensibilité revint petit à petit. Il est sorti de l'hôpital en voie d'amélioration au bout de dix-sept jours.

C'est environ trois mois après qu'il a commencé à se servir de la main ; il pouvait saisir un objet, couper sa viande ; mais il tremblait de cette main d'un tremblement lent, rythmé. Ce tremblement s'est atténué, mais il a persisté à un certain degré jusqu'à la rechute. Pendant son séjour à l'hôpital on constata qu'il n'avait pas de *gonflement* de la main, mais la *coloration était violette et la température locale abaissée*. M. Troisier constata qu'il y avait un abaissement local de 3 degrés.

Il reprit son service se sentant très bien, mais la main droite n'était pas aussi forte que la gauche. Dans ses rondes de nuit, quand il ouvrait une serrure, il était obligé de tourner la clef à deux mains.

Cet état a persisté jusqu'en février 1888.

Un matin vers quatre heures, après avoir dormi une heure et demi, environ sur une paillasse, il s'éveilla complétement paralysé encore de la main droite. La main était complétement insensible ; le contact n'était pas perçu ; le malade qui commençait à bien s'observer est très affirmatif sur ce point.

Cette fois la main était *gonflée et violacée*.

Aucune sensation anormale, ni douleurs ni fourmillements dans la main paralysée ; donc paralysie absolue de la main et des doigts, anesthésie complète, *gonflement œdémateux et cyanose*.

Il est allé 5 ou 6 fois se faire électriser à Lariboisière, et puis il s'est contenté de prendre des bains sulfureux. Il continuait son service de veille à l'usine Eiffel, mais il ne se servait pas du tout de la main. Paralysie, insensibilité, œdème, cyanose ont persisté jusqu'en septembre 1888.

Tout à coup, la veille il n'avait pu saisir un crayon, alors qu'il s'y attendait le moins « en voulant involontairement prendre un verre plein », il fut tout étonné de pouvoir accomplir cet acte et porter le verre à sa bouche.

A partir de ce moment la guérison fit des progrès très rapides ; sans fourmillements, sans engourdissements, sans douleur, la sensibilité revient et, en huit jours, il recouvra l'usage de sa main. Les deux premières fois, quand sa main étant anesthésique dans tous ses modes, il ne *savait plus où elle était.*

Toutes ses forces étaient revenues ; il pouvait porter un seau d'eau au deuxième étage. « J'aurais été à Lourdes, bien sûr, j'aurais cru à un miracle », dit le malade. La guérison se maintient de septembre en mars 1889.

En mars 1889, vers sept ou huit heures du matin, il ne veillait pas, il avait dormi toute la nuit ; en faisant un inventaire à l'usine, il s'est trouvé paralysé de la main droite pour la troisième fois. La paralysie était ce qu'elle est aujourd'hui (28 mars 1889) complète et flasque ; avec anesthésie ; mais le tact est conservé. La chaleur n'était pas perçue ; il se réchauffa près d'un foyer ardent jusqu'à se brûler pour voir s'il sentirait ; mais il ne sentit rien. Il se pinçait, et il ne sentait pas davantage. Dès le début, la main était gonflée, cyanosée, œdémateuse.

Il est allé consulter à Tenon où on lui a prescrit du bromure. Il n'est pas entré à l'hôpital, se contentant de se frictionner la main. Il est entré à la Salpêtrière le 21 mai 1889.

État actuel (25 mai 1889). — Hormis les bouffées de chaleur déjà décrites et auxqnelles il est encore sujet, pas d'autres, troubles fonctionnels à relever que la paralysie de la main droite.

Description de la paralysie. — Tous les mouvements de la main et des doigts sont abolis. La main pend inerte. Le malade ne peut ni étendre ni fléchir ni les doigts ni le

PL. A.

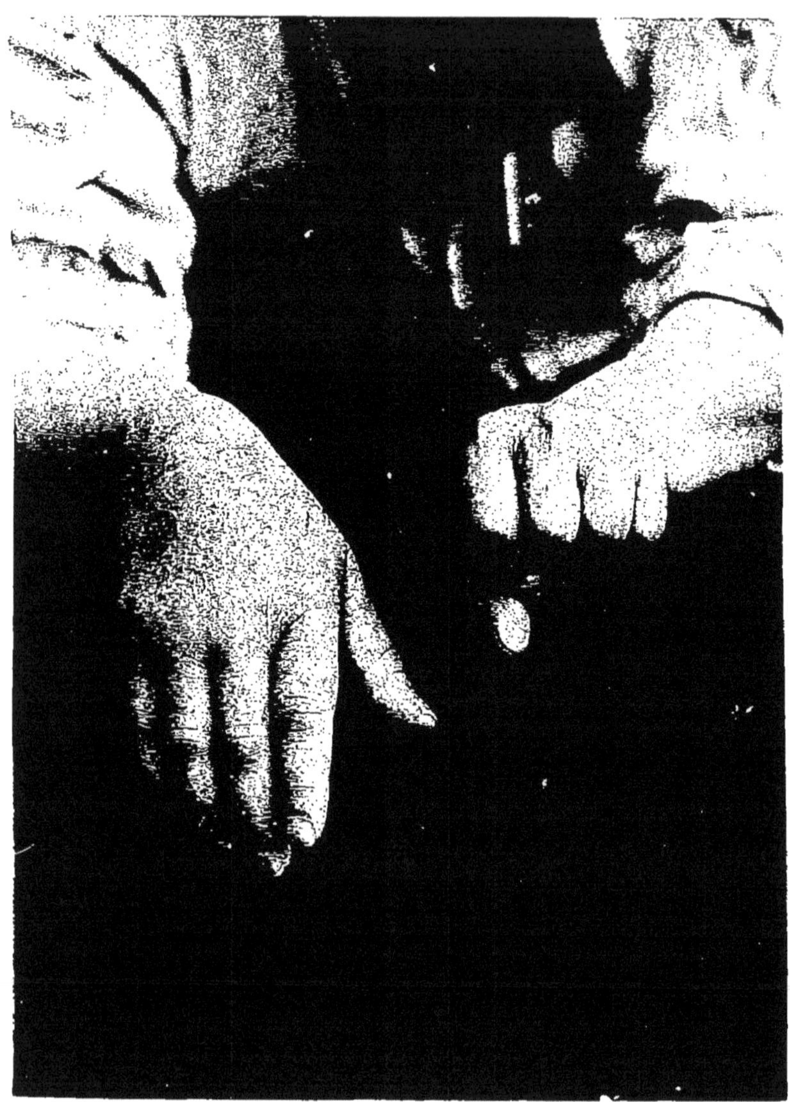

CLICHÉ A. LONDE PHOTOTYPIE BERTHAUD

ŒDÈME HYSTÉRIQUE DE LA MAIN

LECROSNIER & BABÉ, ÉDITEURS

poignet. Les mouvements d'adduction et d'abduction du poignet sont supprimés.

Lorsqu'on dit à P... de fléchir le poignet, il ne peut pas; s'il plie l'avant-bras avec effort on a de la peine à étendre le poignet; les fléchisseurs du poignet ne sont pas paralysés que pour le mouvement de flexion isolé du poignet.

Quand le malade fait un effort pour déplacer ses doigts, on voit quelques légères secousses du petit doigt et de l'index. La paralysie est flasque ; pas traces de contracture ou de raideur.

Sensibilité. — *Analgésie* absolue de la face dorsale de la main, se terminant par un manchon circulaire à l'union du tiers inférieur avec les 2/3 supérieurs de l'avant-bras ; analgésie incomplète de la paume de la main et de la face palmaire des doigts.

Thermo-anesthésie absolue dans les mêmes régions au froid (glace), à la chaleur à 100° et au-dessus.

La sensibilite au contact est conservée, elle est pervertie.

Le sens musculaire est aboli, poignet et doigt. La main et les doigts sont gonflés, œdémateux ; la coloration de la peau est normale (Pl. A.)

Sens speciaux. — Rien à noter; seul le goût est obnubilé à droite.

Vers le 10 juin, le malade s'est plaint de crampes dans les membres, apparaissant seulement la nuit.

21 juin. — La main est dégonflée, les doigts fonctionnent librement, sous l'influence toutefois d'efforts énergiques. Dans la nuit du 22 au 23, sommeil agité, énervement, crampe dans les bras, épistaxis.

23 juin. — L'état de la main s'est amélioré au point de vue de la sensibilité : Dyn. = 7 kilos. Elle reste dégonflée, mais toujours sensible à la douleur et à la température.

Vers six heures du soir, éblouissements, face congestionnée, vertiges subits; durée, quelques secondes. Dans la nuit à trois reprises, crise d'étouffement, sensation de serrement à la gorge à vingt minutes d'intervalle.

24 juin. — Le malade se sent courbaturé, il a des élancements dans les tempes. Dans l'après-midi, pendant une partie de cartes, la main droite qui était complétement désenflée s'œdématie et se refroidit dans l'espace de deux heures sous les yeux du malade et des assistants. Les mouvements deviennent plus difficiles. Le soir du même jour nausées.

25 juin. — La main est exactement dans le même état de bouffissure et de paralysie qu'elle présentait avant l'amélioration des jours précédents.

P... se plaint de souffrir dans le côté gauche du ventre. Durant la nuit il a eu plusieurs étouffements, sensation de boule partant de l'abdomen et remontant rapidement jusqu'à la gorge, de courte durée.

26 juin. — Le malade en s'éveillant trouve la main complétement dégonflée, la peau cependant en est un peu cyanosée ; il peut remuer un peu les doigts. Le soir, à quatre heures, tous les mouvements des doigts s'accomplissent rapidement sans force. Dyn = 6 kilos.

27 juin. — La « guérison » se maintient ; le malade peut se déboutonner, couper sa viande, accomplir presque tous les mouvements usuels. Cependant il ne faut pas que ces mouvements exigent un certain effort musculaire, car il ne peut pas, par exemple, porter son verre plein à la bouche. Les troubles de la sensibilité restent les mêmes.

28 juin. — Dans la nuit, tremblement de la jambe et du bras droits : durée 30 secondes, suivi de crampes dans les membres du même côté. Le gonflement de la main reparaît, et la paralysie également. Dyn. = 0. Cet état persiste jusqu'au 1er juillet, époque à laquelle la paralysie s'est atténuée. Dyn. = 0. L'œdème est moins marqué. Le pouce et les deux premiers doigts sont animés d'un tremblement léger à secousses inégales, peu rapide. Dans la nuit, à la suite d'un abcès d'étouffement précédé d'une aura très caractérisée, il a été pris d'un tremblement très rapide et très fort du bras et de la jambe du côté droit. Ce tremblement a persisté plus de 5 minutes.

2 juillet. — L'amélioration dans l'état de la main s'est accentuée. Dyn. = 15 kilos. Tous les mouvements sont possibles.

3-4 juillet. — Même état. Dyn. = 18 kilos.

Le 7 juillet. Durant la nuit, vertiges et étouffements ; le gonflement et la paralysie ont reparu le matin. Le lendemain, le malade peut à peine écrire. L'anesthésie avec dissociation remonte jusqu'au tiers inférieur de l'avant-bras.

Les 8-9-10-11 juillet. — Même état, la main reste bouffie, cyanosée, paralysée, à peu près complétement.

Les 12-13-14 juillet. — L'œdème de la main s'atténue, les mouvements redeviennent plus libres ; le malade est très énervé, de mauvaise humeur. Durant la nuit, il est agité, il parle tout haut, il a des accès de tremblement.

15 août. — Elancements dans les tempes très douloureux. Epistaxis.

16 juillet. — Bourdonnements continuels de l'oreille droite, affaiblissement de l'acuité auditive de ce côté, qui a persisté d'ailleurs depuis cette époque.

17 juillet. — La main est complétement dégonflée, mais elle reste violacée et insensible à la douleur et à la température. Les mouvements des doigts reparaissent. Dyn. = 17 k. La paralysie s'atténue les jours suivants. Le 17 Dyn. = 18 k. Le 21 = 30 kilos; le 23 = 50 kilos; c'est tout ce qu'il peut donner lorsque sa main est en pleine force.

Le mardi 23, à sept heures et demie du soir, vertiges, congestion très vive de la face, bourdonnements dans les oreilles mais plus marqués à droite, battements très violents dans les tempes « énervement général ». Le malade se couche et tout à coup il tombe pour la première fois en attaque. Il en a une série de dix ou douze consécutives; nous avons assisté à deux d'entre elles.

Phase epileptoïde. — Le malade commence par faire des efforts de déglutition et de respiration bruyante; la face se congestionne, et aussitôt, brusquement, les quatre membres se raidissent en extension, les avant-bras en pronation forcée, les doigts fortement fléchis, les poings fermés, la paume de la main tournée en dehors. Les membres sont agités de petites secousses épileptoïdes très rapides, très brèves. Cette phase dure quelques secondes pendant lesquelles la face du malade devient rouge, violacée; il n'écume pas et ne se mord pas la langue.

Grands mouvements ; puis il jette sa tète à la renverse, et brusquement après, des mouvements de circumduction des bras, à grande amplitude, il décrit un arc de cercle, couché sur le flanc droit, le ventre tourné à droite, les bras et la tête rejetés en arrière.

Ces grands mouvements se répètent une ou deux fois, puis le malade se remet dans le décubitus dorsal, les yeux fermés, les membres souples. Cet état de calme dure une minute au plus.

Phase de délire; puis sans attitudes passionnelles, avec quelques déplacements de la tête, quelques mouvements des jambes et des bras d'ordre banal, il se met à parler à haute voix, questionnant un personnage qui est sa fille, lui répondant, etc. « Delphine, Delphine ! va trouver la concierge.... tu ne peux pas me garder toute seule.... tu es encore trop jeune pour te marier, tu n'as que seize ans.... que veux-tu que je fasse avec mes deux gosses tout seul? Il faut que tu restes pour m'aider à les élever, etc. ».

Nous interpellons en ce moment le malade qui nous répond : « Je suis courbaturé, laissez-moi dormir ». La main est complétement dégonflée, elle a toute sa force, et serre énergiquement.

24 juillet. — Le lendemain 24 juillet, l'œdème et la paralysie ont reparu durant la nuit. Le soir à sept heures, nouvelle série d'attaques comme la veille. Nuit très calme; bon sommeil.

25 juillet. — Plus de gonflement, plus de paralysie. Dyn. = 60 kilos, un peu de cyanose. L'anesthésie (dissociée) remonte jusqu'à deux travers de doigt au-dessous du coude où elle se termine par une ligne circulaire très nette. Champ visuel rétréci à 60° à droite et à gauche; *goût* aboli à droite; *ouïe* presque abolie à droite; le bruit de la mon-

tre n'est perçu que si celle-ci est appliquée contre l'oreille. A sept heures moins le quart, le soir, P... tombe en attaques. Nous arrivons à la fin de la première attaqne. Le malade qui est dans le décubitus dorsal en est à la phase de délire. Ses yeux sont fermés, le visage est très congestionné. Il parle sans accompagnement de geste, toujours couché, mais avec des intonations, des inflexions de voix pleines de naturel. Nous transcrivons textuellement ses paroles : « Des médecins, on en a vu des malins, qui se disent malins, ou qui paraissent l'être... Il y en a un... on peut bien le nommer tout de même... C'est l'honorable M. X... officier de la Légion d'honneur, s'il vous plaît; il n'est péut-être pas plus brave pour ça. Il a dit à ces messieurs, oh! je ne vais pas vous raconter tout ce qu'il a conté; je ne vais pas vous faire le discours. Il a dit que j'étais atteint... d'une névrite du plexus brachial... et à cet effet, il m'a colloqué un boisseau de points de feu! j'en porte encore les marques... Il y avait dans le service un petit bonhomme qui avait l'air plus malin à lui tout seul que tous les autres réunis... Il s'appelait... Il a été chef de clinique à la Pitié, je ne sais pas où, je ne me rappelle plus... Lui avait dit que c'était une paralysie hystérique. Il avait dit à un autre. Le père X... se met le doigt dans l'œil, c'est un hystérique... Enfin ceci ou ça, ma main n'allait pas mieux... Après çà, j'ai été voir le médecin de la boîte (usine Eiffel à Levallois-Perret), le père X... pas malin celui-là; c'est un breton d'ailleurs. Il croit toujours que c'est un demi-setier de trop quand on est malade... Il m'a dit : « paralysie *a frigore* ». Qu'est-ce que c'est que ça? Enfin il ne m'a rien fait.

Deuxième attaque. — Phase épileptoïde; grands mouvements, arc de cercle, le délire continue. « Alors donc une paralysie *a frigore* et *patati* et *patata*. Enfin il me donne un billet et me dit : « Avec ça tu iras à Tenon dans mon service, on te mettra des points de feu ». Je regarde le billet c'était un bon pour 60 points de feu... Enfin j'y vais tout de même. Je vois dans la salle un grand diable d'externe qui avait plutôt l'air d'un chef de cuisine que d'un externe.

Il m'en a collé sur le dos... des points de feu !

« Ça faisait le deuxième médecin en question.

Le troisième... Celui-là c'était une *paralysie par compression*... sûr il ne m'a point fait mal, il ne m'a rien prescrit du tout.

« Et le plus drôle c'est que ça a guéri tout seul, deux jours après... oui tout d'un coup en buvant un demi-setier... Ç'aurait été de l'eau de Lourdes, pour sûr qu'on aurait pu crier au miracle ».

Efforts de déglutition, puis.

Troisième attaque. — « Alors je suis resté quatre mois bien tranquille, ma main fonctionnait bien... Ah ! ouiche, v'là ma paralysie qui repique un matin. Ça commençait à m'emm... Je me dis le patron, ça va l'embêter, il va me mettre à la porte.

Alors je vais retrouver le père X... il me dit, je crois bien qu'il a reconnu qu'il s'était f... dedans cette fois. — « Je vais te donner une lettre pour M. Charcot... Des lettres ? j'en avais trois dans ma poche... Une de M. Netter, une de M. Moutard-Martin, une de M. Troisier, et celle-là ça faisait quatre. Enfin j'ai donc été à la Salpêtrière... je n'ai pas montré les lettres... on m'a bien reçu sans lettre et je n'en suis pas plus fier pour ça. — Oh ! la ! la ! ce qu'il fait chaud ! on étouffe dans c'te cambuse. (Ici mouvements répétés de déglutition, ébauche d'attaque, efforts respiratoires, les membres se raidissent, mais l'attaque s'arrête là, et le délire reprend). — « Ouvre la fenêtre... la porte... il faut de l'air... Ah !... un petit zéphir... Et puis, tu sais, ne laisse jamais entrer les enfants quand je suis dans cette tenue-là ! non vois-tu, je ne veux pas qu'ils entrent quand je suis f... comme ça ». Après un moment de silence. « Tout de même, c'est très encourageant pour le public... cinq médecins, et pas les premiers venus de Paris, qui ne connaissent pas ma maladie. Je crois que c'est Charcot qui a raison... quand il m'a vu, M. D... lui a dit :

« C'est un hystérique, mais il n'a pas eu de crises ». Le père Charcot a répondu : « S'il n'a pas eu de crises, eh bien ! il en aura ». Si je savais pas qu'il me... si je croyais qu'il est sorcier je lui enverrais bien un gnon sur la caboche. Voilà !... Vite consolé lui... S'il n'a pas de crise, eh bien, il en aura !... Avec tout ça, me v'là propre » et en insistant sur chaque mot... « Me voilà passé pensionnaire de M. Charcot. — En voilà un certificat d'idiotie, de crésinisme, de ramollissement ! Si on le savait, aucun patron ne voudrait louer, on me f... à la porte de partout. Le fait est que c'est une population de choix ici. Il y en a quelques-uns qui sont enragés ».

Quatrième attaque. « Ah oui ! mais je ne sais pas ce que je vais devenir, je n'oserai jamais retourner avec mes enfants. Voyez-vous qu'on me ramène en fiacre entre deux sergents de ville (1)... je ne veux pas sortir, ou si je sors, ce sera pour aller jusqu'au pont d'Austerlitz... voir si la Seine n'a pas changé de courant ».

Ebauche d'attaque. — Le délire change d'objet, ce qui sui a été débité vite, avec un ton, des rires canailles, on ne peut plus nature. « Alors c'est pas une colle que tu me contes là ? Bien vrai ! Le D... s'est marié avec la E... ? Ah zut alors ! mais je l'ai connue avant lui, mais c'est une traînée tout l'atelier a... mais il n'y pense pas ! Elle a passé une fois quinze jours au corps de garde sans sortir.

Et puis elle se saoûle... Eh bien, ils vont faire un joli couple. La grosse... c'est pas une femme, c'est un tonneau ! Ce qu'elle a dû en voir ! Mais ça ferait le tour du monde s'ils étaient au bout les uns des autres... je n'en voudrais pas quand on me f... dix francs. Oh ! la ! la ! quel charivari si j'avais été là !... On aurait dû lui brûler la paillasse.

Cinquième attaque. — Le délire recommençait, nous

1. Il faisait allusion dans la circonstance à Cah... un autre malade qui pris d'une attaque d'hystérie sur la place de la Bastille avait été ramené en fiacre à la Salpêtrière par deux sergents de ville.

avons réveillé le malade en l'interpellant vivement, en le secouant, il est revenu à lui, puis il s'est endormi paisiblement.

4 août. — Depuis, P... a des attaques à peu près tous les deux ou trois jours, le soir toujours vers sept ou huit heures. L'anesthésie remonte jusqu'à la *partie moyenne du bras*. Les autres stigmates n'ont subi aucune modification. Le malade a de chaque côté dans le flanc une zône hystérogène très nette, pseudo-ovarienne. La pression de ces zones n'arrête pas les attaques, mais elle les provoque toujours.

Observation XXXIII

Communiquée par M. Tuffier, agrégé chirurgien des hôpitaux ; recueillie par M. Vignard, interne du service.

Leg... S... Louis, trente-cinq ans, comptable à l'Exposition.

Antécédents héréditaires. — *Père* mort à soixante-huit ans de la rupture d'un anévrysme, caractère paisible. *Mère* morte à soixante douze ans d'une hémiplégie gauche pendant le cours d'un cancer du sein ; caractère calme, non nerveux. *Une sœur* très nerveuse, s'est suicidée après avoir perdu, du croup, en quinze jours, son mari et ses trois enfants. *Un frère* très nerveux, qui a eu les fièvres au Sénégal, et avait des attaques d'épilepsie depuis la mort de la mère survenue il y a trois ans.

Antécédents personnels. — Marié à vingt-six ans ; huit enfants, dont un est mort il y a trois semaines ; une petite fille un peu nerveuse. Pas de syphilis. Fièvre typhoïde à onze ans. Réformé du service militaire pour varices volumineuses à gauche ; ni rhumatisme, ni migraine ; fracture du radius il y a deux ans. Pas d'alcoolisme. Très fort mangeur.

Le mardi 17 septembre, à huit heures du matin, se sentant dans son état normal et entendant le cou de canon de l'Exposition, il tire sa montre de la main gauche et la laisse tomber. La main était engourdie, insensible, il y sentait des fourmillements.

Le samedi, il vient à la consultation de l'hôpital Necker, n'ayant encore fait que des frictions à l'alcool camphré et l'enveloppement avec de la ouate.

La main gauche est très parésique, elle est analgésique, et présente de plus un *œdème* tout particulier, qui ne ressemble en aucune façon à celui de l'albuminurie, il est *dur*, sa coloration est rosée; il rappelle les phénomènes de congestion que l'on peut voir à la suite d'un coup de froid.

Le samedi soir, il prend un bain salé; l'œdème disparaît en grande partie, et ramène un peu de mouvement.

Examiné de nouveau le mardi, on constate que la *main gauche* qui est presque entièrement paralysée est insensible jusqu'à deux ou trois centimètres au-dessus de l'interligne radio-carpien. La *main droite* est également plus faible que d'ordinaire, sa sensibilité est diminuée sauf au niveau du pouce et de la partie externe de l'index où elle est normale.

La sensibité générale est diminuée, surtout à gauche, y compris la conjonctive et la cornée.

De plus l'anesthésie complète du pharynx, de la langue des deux côtés : plaques d'anesthésie complète à gauche dans la région sus-mammaire dans une étendue de 6 à 7 centimètres, et dans la région interne de la cuisse vers la moitié inférieure; la région symétrique de droite présente également une grande diminution de la sensibilité.

Il semble qu'il faille un courant électrique plus fort que d'ordinaire pour faire réagir les muscles de l'avant-bras gauche.

Mercredi 25 septembre. — Le malade remue un peu mieux les doigts de la main gauche, mais la faiblesse y est toujours aussi grande. L'analgésie est peut-être un peu moins complète. La main est moins enflée; l'œdème qui avait presque complétement disparu est revenu les jours précédents. Les plaques insensibles le sont moins; mais il existe au niveau de la joue gauche une anesthésie qui n'existait pas hier.

Jeudi 26. — État moins satisfaisant. L'œdème de la main gauche a reparu.

Vendredi 27. — Les mouvements reviennent dans les deux mains, mais la force est peu augmentée. Toutefois, les mains ne sont plus analgésiques comme les jours précédents; il existe seulement des endroits qui sentent moins bien que normalement.

Samedi 28. — Motilité stationnaire. La sensibilité des mains est revenue. La sensibilité générale reste la même.

Lundi 30. — Main droite un peu plus forte. Main gauche état stationnaire. Elles sont de nouveau anesthésiques.

Le malade est revenu deux ou trois fois en octobre se faire électriser, car il n'était pas hospitalisé; à chaque fois l'amélioration s'accentuait; puis il a cessé de venir et n'a plus donné de ses nouvelles.

L'*œdème hystérique* siége généralement sur les membres, particulièrement lorsqu'ils sont en état de contracture ou de paralysie. Il en a été ainsi dans l'une des trois observations suivantes, que M. le professeur Charcot a bien voulu communiquer à MM. Gilles de la Tourette et Dutil.

Observation XXXIV

Œdème, cyanose et contracture hystérique du membre inférieur gauche.

(Observation recueillie par M. le Dr Wallet à l'établissement hydrothérapique d'Auteuil, et communiquée par M. le professeur Charcot.)

Mlle B..., âgée de dix-sept ans, après avoir présenté une série d'accidents de nature hystérique (contracture du bras droit, torticolis, blépharospasme), fut prise le 7 mai dernier des symptômes que voici :

Le 7 mai. — Le gros orteil du pied gauche se contracture en extension et abduction forcée. Le jour suivant, le pied et la partie inférieure de la jambe sont envahis assez rapidement par un *œdème dur, avec coloration violacée*, des téguments. Le troisième jour, 9 mai, la contracture d'abord localisée au gros orteil, se généralise à tout le membre inférieur gauche : le pied se place dans l'attitude du pied bot talus, et la jambe est immobilisée en extension, de telle sorte que la malade marche péniblement en soulevant son membre tout d'une pièce et en s'appuyant sur le talon.

L'œdème, qui occupe tout le pied et les 2/3 inférieurs de la jambe est énorme, donnant aux deux segments du membre une forme cylindrique. Les saillies et méplats ont disparu ; les malléoles ne sont plus apparentes.

Le gonflement consiste en une infiltration œdémateuse de la peau et des tissus sous-cutanés. Cet œdème est dur, cependant à la pression il garde pendant quelques minutes l'empreinte en godet formée par la pulpe du doigt.

La peau, au niveau des parties gonflées, est cyanosée ; elle a une teinte générale violacée sur laquelle se dessinent des marbrures d'une coloration plus foncée, lie de vin. Elle est sèche, luisante et froide.

Avec ce gonflement œdémateux qui est allé en augmentant pendant une semaine environ, il s'est développé au niveau des parties tuméfiées :

1° Une *hyperesthésie douloureuse et superficielle* des téguments. — Les frôlements, les excitations légères à fleur de peau, y déterminent une sensation de cuisson insupportable. Par contre, une pression forte exercée sur une large surface est bien tolérée. La sensibilité thermique est émoussée. Le contact d'une boule d'eau très chaude ne détermine qu'une vague sensation de chaleur.

2° Des *douleurs spontanées*. — Ces douleurs consistent en

tiraillements, élancements, sensation de brûlure. Elles sont assez intenses pour empêcher le sommeil.

Tous ces troubles : œdème, cyanose, sensations douloureuses, hypéresthésie et contracture ont persisté pendant un mois.

Le 9 juin. — Après une séance de massage, la contracture a commencé à céder, et dès lors, l'œdème, les troubles vaso-moteurs et l'hyperesthésie se sont effacés progressivement.

Le 10 juin. — Alors que le volume du membre avait déjà sensiblement diminué, les chiffres des mensurations faites comparativement au membre inférieur droit et au membre inférieur gauche étaient les suivants :

	A droite	A gauche.
Coup de pied.	21 centimètres	24 centimètres.
Saillie des malléoles . .	22 »	25 »
Au-dessus des malléoles	19 »	21,5 »
Mollet	32 »	33 »

Ces troubles ont été suivis de près par une série d'attaques convulsives qui ont cessé au bout de quelques jours. Après un intervalle de quelques semaines, les mêmes accidents locaux (œdème, cyanose, contracture du membre inférieur gauche) ont reparu, mais très atténués cette fois, ils ont été du reste suivis comme les premiers d'une seconde série de crises convulsives.

Observation XXXV

Œdème et cyanose de la jambe gauche.
Observation communiquée par M. le professeur Charcot.

Jeune fille, âgée de 25 ans, hystérique, hémianesthésique du côté gauche, ayant déjà présenté des attaques convulsives, du mutisme, des contractures diversement localisées.

Au cours de ces accidents le membre inférieur gauche fut pendant quinze jours le siége d'un œdème dur, bleuté, analogue à celui du cas précédent. Cet œdème localisé à la jambe avait un développement tel que la jambe avait à peu près le même volume que la cuisse. L'hypéresthésie de la peau au niveau des parties tuméfiées était si accusée que le contact des draps n'était pas supporté ; on n'a pas noté de douleurs spontanées. Au bout d'une quinzaine de jours le gonflement et la cyanose disparurent très rapidement en quelques heures.

Quelques semaines plus tard il se produisit un *gonflement œdémateux de la moitie droite de la paroi posterieure du thorax.* Cet œdème s'accompagna de vives douleurs dans la région. Il persista quelques jours, et se dissipa assez rapidement.

Enfin quelque temps après des *papules rouges* ayant un centimètre de diamètre environ se sont développées sur le dos des mains au niveau des poignets. Elles ne s'accompagnèrent ni de démangeaisons, ni d'aucune sensation anormale. Elles se sont effacées qu'au bout d'une semaine.

Observation XXXVI

(Observation par M. le professeur Charcot).

Il s'agit dans ce cas, d'une jeune fille, Mlle L..., qui avait été affectée antérieurement de crises convulsives, de mutisme, etc. et qui plus tard mariée, présenta une simulation hystérique de phtisie pulmonaire (toux, amaigrissement, anorexie).

Dans les premiers jours de janvier 1884, cette malade vit se développer en quelques, heures, sans cause appréciable. un gonflement de son membre inférieur droit en même temps que la peau de la région tuméfiée prenait une teinte rougeâtre, bleutée. Ce gonflement œdémateux était dur ; il ne gardait que peu ou point l'empreinte du doigt. Il était complétement indolent. L'état général était parfait ; il n'y avait pas de fièvre ; la température relevée à plusieurs reprises pendant deux ou trois jours consécutifs oscillait entre 37 et 37°,5.

Cependant, un chirurgien consulté, croyant se trouver en présence d'un phlegmon profond ou d'une périostite, pratiqua, après beaucoup d'hésitations, il est vrai, au niveau de la cuisse, deux longues et profondes incisions ; l'hémorrhagie fut peu abondante, mais les incisions ne donnent issue à aucune trace de pus. La plaie se cicatrisa en quelques jours ; bientôt après, le gonflement disparut comme il était venu.

Le 7 mars de la même année pareil accident se reproduisit à l'autre jambe. A son tour le membre inférieur droit fut envahi spontanément par un œdème dur, bleu clair, indolent. Cette fois on se borna à exercer une compression élastique des régions gonflées, et au bout d'une semaine la tuméfaction œdémateuse avait disparu.

Le cas est évidemment, fort instructif; et la complication *chirurgicale* qui vient en traverser l'évolution est bien faite pour montrer jusqu'à quel point ces gonflements hystériques, avec l'état congestif, la teinte violacée de la peau qui presque toujours coïncide, peuvent revêtir une apparence inflammatoire, et faire croire soit à des phlegmons profonds, soit à des suppurations osseuses ? Bien qu'ils soient relativement rares, ces faits méritent donc d'être connus, on en conviendra, ne fut-ce qu'en raison de l'intérêt pratique qu'ils comportent. Sans doute, l'absence de fièvre, l'état général du malade sont en ces circonstances des indices précieux, presque décisifs, pour le diagnostic. Mais il est incontestable que les symptômes locaux sont bien faits pour induire en erreur.

L'étendue, l'aspect du gonflement, les douleurs spontanées dont il il est le siège, l'hypéresthésie des téguments, tout cela peut aisément conduire à un diagnostic erroné.

Dans l'observation du service de M. Damaschino, l'œdème siégeait sur les deux membres inférieurs contracturés, et s'accompagnent de phénomènes inflammatoires susceptibles également de faire hésiter le diagnostic.

Voici cette intéressante observation. Elle a été prise par M. V. Revillout et publiée dans la *Gazette des Hôpitaux*, 1880.

Observation XXXVII (1).

Malade âgée de 43 ans, n'a jamais été d'une santé parfaite. Mère phthisique. Père nerveux, mélancolique.

Toute petite, elle était déjà impressionnable à l'excès, et très nerveuse jusqu'à l'âge de 7 ans, quant à la suite d'une émotion vive elle est prise d'une chorée qui dura plusieurs mois pour se renouveler trois ans plus tard à la même date.

Puis elle fut prise d'une fièvre typhoïde : elle avait alors environ 10 ans. Cette fièvre typhoïde dura longtemps et la laissa dans un grand état de prostration. La convalescence fut pénible. Les jambes étaient agitées de mouvements choréïques incessants qui rendaient la marche impossible. Vers cette même époque, pour la première fois elle éprouva aux articulations des douleurs assez vives, sans rougeur, ni gonflement notable.

Depuis la fièvre typhoïde l'intelligence est très affectée. A l'âge de 15 ans, tentative de suicide, cette jeune fille fut enfermée, comme folle dans un hospice à Rouen où elle resta cinq ans. Elle avait alors continuellement la monomanie du suicide. Des hallucinations de la vue. A 20 ans étant dans cet hospice, elle fut menstruée pour la première fois. Quelque temps après elle sortit guérie. Elle marchait sans

1. Des troubles trophiques dans l'hystérie (Damaschino), *Gaz. des Hôpitaux*, 1880, p. 561-563.

difficulté, n'avait plus de mouvements choréïques, plus de douleurs articulaires, plus d'idées de suicide, plus d'hallucinations. Elle est encore sujette à des évanouissements.

A vingt-deux ans, elle eut une peur nouvelle elle assista à une mort subite. Son émotion fut excessive. Elle tombe sans connaissance et resta immobile, inerte, comme morte, pendant deux jours. Quand elle revint à elle le membre inférieur gauche était entièrement paralysé du mouvement et du sentiment jusqu'au genou. Après un an de bains froids et de frictions, la paralysie se dissipa. Mais les pertes de connaissance, les vertiges avec vision fausse, d'objets brillants, étaient devenus plus fréquents que jamais. L'année suivante les membres supérieurs devenaient le siége de douleurs intenses.

Ils étaient *gonfles* jusqu'aux épaules, mais sans rougeur vive nulle part, sans réaction inflammatoire. Les mouvements y étaient impossibles ou trop pénibles pour être tentés. La malade compare ce qu'elle éprouvait alors dans les bras à ce qu'elle éprouve encore aujourd'hui dans plusieurs de ses membres, qui sont le siège d'un *œdème dur* ,et se trouvent immobilisés dans l'extension. A cette époque on formula le diagnostic *rhumatisme fibreux*, et l'on fit des applications de teinture d'iode.

Au bout de six semaines la malade commença à remuer les doigts ; mais l'œdème des bras persista six autres semaines, après lesquelles la guérison parut complète. C'est vers ce temps que cette femme eut les premiers rapports sexuels. Elle ne s'était jamais si bien portée. Les pertes de connaissance étaient devenues très rares ; ainsi que les autres signes de nervosisme.

Cette période de mieux-être complet dura trois mois. Puis à la suite d'un refroidissement par suppression de la flanelle les douleurs reviennent avec recrudescence, avec des étouffements fréquents, de la dysphagie et divers autres phénomènes nerveux, mais sans beaucoup de crises convulsives. Pas de grands changements jusqu'à l'âge de 35 ans, quand survient une première grossesse, durant laquelle elle se porta remarquablement bien, sans douleurs, ni malaise. L'accouchement fut suivi d'accidents puerpéraux qui durent six semaines.

Après cela, pendant les quelques mois qui précédèrent une nouvelle grossesse, la santé se rétablit assez satisfaisante, sauf que les évanouissements avaient reparu.

La seconde grossesse fut des plus pénibles. Dès le début les jambes devinrent faibles et vacillantes, les pertes de connaissance, les crises convulsives allèrent en se multipliant à mesure que le terme approchait.

Vers la fin du mois de juin 1879, pendant deux jours, ces crises convulsives avaient été presque continuelles; puis la malade après être restée pendant 24 heures dans un état de paralysie complète et générale du mouvement et de la sensibilité, fut transportée sans connaissance à la Maternité où elle accoucha le 2 juillet sans en avoir conscience... Elle ne sait pas au juste quand la connaissance lui revint mais ce fut pendant son séjour à la Maternité. Elle était alors agitée de secousses désordonnées, choréiformes, des bras, des jambes, de la mâchoire, secousses qui, s'accentuant encore quand elle voulait exécuter des mouvements volontaires, l'empêchaient de boire et de manger seule, et même de se tenir debout.

Dans le courant du mois de septembre, étant toujours à la Maternité, à la nouvelle de la mort de son enfant elle est aussi prise d'une paralysie affectant tout le corps, et portant à la fois sur la motricité, sur le sentiment sur les sens spéciaux. La vue, l'ouïe et le sens du goût furent abolis pendant un jour. Puis la malade revient à elle, mais incomplétement. L'intelligence restait très affectée, la parole était difficile non seulement par suite d'une aphonie due à la contracture des muscles du larynx mais, en outre, par suite d'une amnésie, d'une hébétude, touchant à l'imbécillité.

Le bras et la jambe du côté droit étaient complétement immobilisés et insensibles. Les extenseurs de ces deux membres étaient dans un état de contracture permanente qui les maintenait rigides et étendus. Le pied droit avait l'aspect d'un *pied bot varus-équin* porté aux dernières limites. Il y avait aussi un certain degré de parésie du côté gauche. Les mouvements volontaires se faisaient sans beaucoup de force. La vessie même était paralysée. Il y avait constipation opiniâtre.

Ce fut dans ces conditions que le 23 septembre on la transporta de la Maternité à l'hôpital Laënnec, salle Saint-Joseph, dans le service de M. Damaschino. Pour la faire uriner on dut la cathétériser pendant un mois. Pour remédier à l'aphonie, M. Damaschino faisait électriser les muscles du pharynx à l'aide de courants d'induction. L'aphonie diminua, état intellectuel et mémoire s'améliora; la miction volontaire se rétablit; mais la vue restait toujours affaiblie. On constata, au mois de décembre, que la malade ne voyait presque plus du côté droit, et qu'elle confondait les couleurs, le vert avec le rouge, le blanc avec le gris. Quand elle essayait de fixer attentivement un objet avec cet œil, elle était prise d'éblouissements. Du reste il fallait alors peu de chose pour la faire tomber en catalepsie. Une simple pression sur les globes oculaires. Pour la réveiller il suffisait de lui souffler sur les yeux, ou de remuer les membres atteints de contracture. Afin d'empêcher des ankyloses, M. Damaschino avait commencé à imprimer des mouvements de flexion à ces membres. Mais la contracture cédait très difficilement, et ces mouvements produisaient les plus violentes douleurs, surtout au niveau des articulations.

Le lendemain de la première tentative de ce genre sur les membres du côté droit, le membre inférieur gauche fut pris, à son tour, d'une anesthésie et paralysie complète.

Dans le mois suivant, janvier 1880, on appliqua, à plusieurs reprises, un aimant sur les deux jambes et sur le bras droit paralysé. La première fois on avait noté des mouvements de flexion du bras, fort légers d'ailleurs; mais ensuite l'action parut nulle.

Le 18 mars, on remarqua un peu de tuméfaction malléolaire; on met à la malade une couronne de cuivre autour de la tête et des bracelets d'étain.

Le seul effet qu'il en résulta, ce fut, au dire de la malade, l'apparition de vomissements incoercibles avec anorexie complète qui dura deux mois (les solides et liquides sont rejetés). L'application d'une couronne de pièces d'or qu'on fit plus tard, ne modifia en rien l'anesthésie ni l'état des muscles.

Le 4 avril. — La malade accusa une sensation de froid intense dans sa jambe gauche.

Le 10 avril. — on constata que la jambe gauche était le siége d'*un œdème dur*, considérable, de *couleur rosee. toute cette jamde était très chaude.*

L'anesthésie qui précédemment était générale et complète sur tout le corps était maintenant limitée au côté droit pour le tronc et les membres.

La face complétement insensible, ainsi que le cuir chevelu; mais la malade sentait très bien quand on lui tirait les cheveux. Les vomissements persistent; pas de réflexe pharyngien.

Au commencement du mois de mai, l'œdème dur avait envahi tout le membre inférieur gauche. La mensuration donnait alors : 49 cm. pour la cuisse gauche.
44 cm. pour la cuisse droite.
41 cm. pour le genou gauche.
37 cm. pour le genou droit.
34 cm. pour le mollet gauche.
32 cm. pour le mollet droit.

La température prise au creux poplité était à gauche de 37,7 et à droite de 35,6.

Bientôt un œdème, tout à fait semblable à celui qui existait à gauche, avait envahi le membre inférieur droit. Et en même temps comme à gauche, l'anesthésie y faisait place à une hyperesthésie marquée.

Le 14 mai, la sensibilité était revenue dans tout le corps, dans le membre supérieur droit.

Vers cette même époque, à la suite d'une angine, les vomissements cessèrent pour ne plus apparaître.

Le 21 mai, l'œdème dur persistant toujours des deux côtés, M. Damaschino endormit la malade à l'aide du chloroforme, afin de pouvoir fléchir les membres contracturés.

On fut obligé de pousser très loin les inhalations. Quand la résolution fut complète, la flexion de la jambe sur la cuisse s'exécuta sans résistance; mais le *pied bot varus equin* céda difficilement à cause de fortes adhérences fibreuses que l'on sentait très bien se déchirer dans les efforts pour ramener le pied à sa direction normale. On pouvait même entendre à distance le bruit que produisait leur rupture.

Les jours suivants, l'œdème devint un peu moins dur, surtout à gauche, la contracture des muscles diminua, les membres étaient moins chauds. Le 27 mai, en fléchissant fortement le gros orteil on parvint à faire exécuter au jarret quelques mouvements de flexion.

M. Damaschino a soin de fléchir de force presque chaque jour les doigts de la main droite sur le poignet et le poignet sur l'avant-bras. Cette flexion cause à la malade une douleur très vive et persistante. Elle est rendue très difficile non seulement par la contracture des extenseurs, mais par une rigidité générale de tous les tissus et par la sécheresse des surfaces articulaires qui tendent à s'ankyloser. Une fois la résistance vaincue, on obtient durant quelques minutes un certain degré de mobilité, mais toujours les mouvements causent de la douleur.

Actuellement l'œdème des membres inférieurs est presque mou. Il avait beaucoup diminué des deux côtés, surtout à gauche, mais depuis quelques jours la jambe gauche recommence à enfler sans être aussi dure qu'auparavant. On y remarque au niveau de la malléole externe une tuméfaction de la grosseur d'un œuf, d'une couleur rose violacée, due à une localisation plus spéciale de cet œdème, somme toute, le mieux s'accentue de partout.

La malade fatigue moins vite quand on l'interroge.

L'intelligence se raffermit. On ne peut par aucun moyen provoquer la catalepsie. Les réflexes pharyngiens et laryngiens peuvent être facilement mis en jeu en touchant le voile du palais ou l'épiglotte. La sensibilité est revenue sur toute la surface cutanée, bien qu'un peu obtuse à la face. La vision seule ne s'est pas améliorée du côté droit. Les membres sont encore en contracture, sauf le bras gauche, les jambes et les pieds dans l'extension, ainsi que les doigts de la main droite; l'avant-bras dans la demi-flexion. Mais il semble que la contracture a perdu de son énergie.

Résumé. — Une femme qui seule de sa famille présente dès sa naissance, à un très haut degré le caractère impréssionnable des hystériques. Mais sa mère était déjà malade, et son père était sous le coup de profonds chagrins au moment où elle a été conçue.

Elle présente successivement, sous des influences diverses toutes les formes connues de phénomèmes hystériques: tremblements choréïques, crises convulsives; paralysies, hypéresthésies, névralgies, vomissements trophiques. L'œdème dur, qui coïncide une première fois avec une paralysie par contracture des membres supérieurs, puis qui se reproduit quelques années plus tard dans les deux membres inférieurs et dans le bras gauche. Cet œdème qui s'accompagne de rougeur, de chaleur, de douleur, qui a pour conséquence des adhérences fibreuses, c'est bien incontestablement un trouble trophique, le résultat d'une perturbation dans la nutrition des tissus par une déviation de l'action nerveuse.

Notre regretté maître, le professeur Damaschino, a bien voulu donner sur cette malade des renseignements complémentaires d'où il résulte qu'ultérieurement, à plusieurs reprises, l'œdème apparut et disparut toujours en coïncidence avec l'apparition et la disparition de manifestations d'hystérie locale (Note de M. Gilles de la Tourette dans son mémoire sur l'œdème).

Les deux observations de Fabre sont très incomplètes. Nous le donnons néanmoins *in extenso*, car la première surtout fait exception par la généralisation ou mieux par la dissémination de l'œdème, à celles rapportées par les autres auteurs.

« Une hystérique, dit-il, m'a présenté à plusieurs reprises non plus un amincement scléreux de la peau, mais un léger soulèvement de la peau déterminé par un œdème dur, peu abondant, apparaissant comme un faux embonpoint au visage, aux mains et sur divers points des membres, particulièrement au voisinage des articulations. Ce phénomène s'est reproduit plusieurs fois par périodes, dont les unes ne duraient que quelques jours et les autres se prolongeaient davantage. La malade recevait alors sur sa bonne mine des compliments qu'elle acceptait avec d'autant plus de mauvaise grâce qu'elle disait éprouver de cet embonpoint simulé une gêne douloureuse et hors de proportion avec la bouffissure constatée : c'est que, sans doute, à ce trouble vaso-moteur se joignaient des *troubles de sensibilité*.

« Un œdème sous-cutané beaucoup plus manifeste occupait tout le membre inférieur droit chez une hystérique observée par nous il y a deux ans ; il coïncidait avec des troubles de la circulation pulmonaire, œdème ou congestion du même côté. Sydenham qui avait signalé cet œdème hystérique avait remarqué aussi son siége unilatéral. « C'est peut-être une fluxion analogue avec œdème qu'on observe aux seins de certaines hystériques. »

Weir Mitchell (1) dans un remarquable article consa-

1. *Unilateral swelling of hysterical hemiplegia. The american Journal of medical sciences*, vol. 88. *Philadelphie*, 1889, p. 94.

cré à l'œdème hystérique publie trois observations, que voici :

Observation XXXVIII (inédite).

Observation prise dans le service de M. le professeur Charcot, la malade a été présentée à la leçon du mardi 23 février 1890

Besse Amélie, 18 ans, fille de ferme à Saint-Christophe (Cantal).

Entrée dans le service de la clinique le 2 décembre 1889.

Antécédents héréditaires. — Parents bien portants vivant encore. Deux sœurs bien portantes, une atteinte de maladie nerveuse en traitement dans le service. Ne connaît pas le reste de sa famille. Nie absolument toute tare nerveuse, tout alcoolisme chez les ascendants et les collatéraux.

D'autre part, les renseignements ci-dessous sont peu dignes de foi, la malade étant tout à fait obtuse et ignorante.

Antécédents personnels. — Ne se souvient pas avoir été malade étant petite ni plus tard.

La première maladie serait, dit-elle, la maladie actuelle.

Il y a onze mois passés, elle portait une charge de bois. Il y avait par terre une couche épaisse de neige durcie, elle glissa tout-à-coup, tombe sur la paume de la main droite en extension forcée, et en glissant laisse échapper sa charge dont un lourd morceau vient heurter le dos de la même main. Douleur très vive dans la main et dans le bras. Pas de perte de connaissance, elle s'est tout de suite relevée sans aide (elle était seule), a repris sa charge de bois et a marché ainsi pendant une heure avant d'être rentrée à la ferme. Le soir même, elle pétrit du pain. Aussitôt en finissant ce travail la main se ferma, c'est-à-dire que les doigts se fléchirent dans l'intérieur de la main, le pouce restant libre. Les jours suivants pendant 4 ou 5 jours elle continue de travailler, bien que la douleur fut assez vive, et que la main se fut mise à *gonfler* au niveau de la face dorsale. Une *ecchymose* dorsale violette apparut, et la gêne des mouvements s'accentue; la main se ferma davantage au point que tout travail devint impossible. Il ne semble pas qu'on ait constaté à cette époque de fracture ni de luxation, car le traitement ne consiste pas tout d'abord dans l'immobilisation mais dans des frictions avec de l'eau-de-vie camphrée. Puis le gonflement continuant, la gêne des mouvements restant toujours la même, on commença à faire usage de teinture d'iode sous forme de badigeonnages. Tout cela dura un mois environ.

Au bout de ce temps, voyant que la douleur persistait, et que la déformation (poing fermé) ne disparaissait pas, le médecin croyant sans doute à quelque lésion articulaire organique endormit la malade avec le chloroforme et ouvrit la main. Puis il plaça cette main dans un appareil inamovible ordinaire, et fit sur la région dorsale du poignet et le dos de la main des pointes de feu.

Ce mode de traitement fut continué, les points de feu répétées onze fois et divers appareils plâtrés mis en place.

Il est à remarquer dès maintenant que l'application réitérée de teinture d'iode dès le début n'avait pas été douloureuse, et que la brûlure des pointes de feu ressentie d'une façon assez nette la première fois ne fut plus du tout perçue dans la suite.

Elle resta ainsi dix mois dans des appareils inamovibles variés, et ce n'est que la veille de son entrée à la Salpêtrière qu'elle quitta le dernier.

Pendant cette période de temps pas d'attaques de nerfs, pas de pertes de connaissance, pas de douleur de ventre.

État actuel. — 8 décembre 1889. Ce qui attire tout d'abord l'attention, c'est l'attitude de la malade. Elle porte son bras droit habituellement en écharpe, la main et le poignet entortillés dans de l'ouate et de la flanelle, évitant les choses et garantissant de son mieux cette partie malade. Lorsqu'on lui enlève l'écharpe et le pansement, la position de la main reste instinctivement la même, le coude fléchi, à une certaine distance du corps, exactement la même comme si l'écharpe était encore en place.

La main est déformée. *La face dorsale est le siege d'un gonflement notable dû à une sorte d'œdème dur dans lequel le doigt ne marque pas d'empreinte persistante.* Cicatrices nombreuses de pointes de feu. Peau violacée, un peu plus froide que du côté opposé.

Les doigts sont appliqués les uns contre les autres. Les deux derniers sont un peu fléchis, l'index et le médius complétement étendus. Le pouce est à peu près libre dans ses mouvements. La face palmaire est comme creusée d'une sorte de gouttière oblique, due d'une part au rapprochement de deux éminences thénar et hypothénar, et d'autre part à une sorte d'enroulement de la main autour d'un axe vertical passant en son milieu. C'est en somme à peu de chose près la position de la main dans un appareil plâtré ou silicaté. En dehors de cela peu de déformation appréciable, pas d'atrophie visible.

Au point de vue des mouvements le poignet est absolument libre dans les mouvements actifs et passifs, bien qu'ils n'aient peut-être pas toute l'étendue qu'ils ont normalement.

Pas de paralysie dans ces mouvements du poignet. Quant aux doigts ils sont collés les uns contre les autres de façon qu'on ne peut les séparer sans éprouver une notable résistance, et si après en avoir écarté un, on le laisse échapper, il revient à sa place comme sous l'influence d'un ressort.

On éprouve une sensation d'élasticité dans la traction et dans la façon dont ce doigt revient à sa place. On ne sent pas de cordes tendineuses bien nettes, ni de bandes fibreuses en aucun point des articulations de la main et du poignet.

Anesthésie complète pour le tact, la douleur, la chaleur dans toute la longueur du membre supérieur, jusqu'au dessus de l'épaule en forme de manche de veste. Le froid perçu comme du chaud dans la même étendue.

Le 6 décembre, il n'y avait absolument que cette partie du corps insensible. Le reste de la moitié droite du corps était plutôt légèrement hypéresthésique.

Aujourd'hui il existe dans tout le côté droit du corps une anesthésie complète pour tous les modes de la sensibilité, tact, chaleur, froid, douleur.

Goût. — Aboli à droit.

Vue. — Rétrécissement du champ visuel double à 60°. Dyschromatopsie, polyopie monoculaire.

Ouïe. — Diminuée notablement à droite.

Odorat. — Très obnubilé à gauche. A peu près nul à droite.

Réflexes. — Pharyngien : aboli surtout à droite.

État d'énervement léger quand on l'examine aboutissant à un espèce de pseudo-attaque avec larmes, dyspnée, air hébété.

Pas d'ovarie, pas de points hystérogènes, pas d'attaques.

Le dimanche 13 décembre le matin on pratique l'examen sous le chloroforme. Aussitôt la résolution obtenue, la contracture cesse subitement, la mensuration de la circonférence de la main au niveau de l'articulation métacarpo-phalangienne donne des deux côtés 18 centimètres.

Avant le réveil la résolution ayant cessé, la contracture reprend subitement.

La malade, même sous le chloroforme quand la résolution n'est pas complète, tient par habitude sa main contre sa poitrine, comme si elle avait le bras en écharpe. Si on écarte la main elle reprend automatiquement la même situation.

Examen electrique. — Réaction électrique normale dans les muscles de la main et de l'avant-bras. La diminution d'excitabilité n'est qu'apparente et provient de l'augmentation considérable de la résistance dans la région anesthésique.

1er février 1890. — L'analgésie a disparu au membre supérieur droit dans son entier.

Les impressions douloureuses sont moins vivement perçues que du côté opposé. Il en est de même de la chaleur et du froid. Légère perte aussi du sens musculaire.

La contracture des doigts de la main est exactement ce qu'elle était.

Goût. — normal à droite et à gauche.

Vue. — Rétrécissement du champ visuel, à droite 55, à gauche normal.

Ouïe.— A gauche faible, à droite normale.

Odorat. — Normal.

Pendant l'épidémie de grippe au mois de janvier elle a présenté des symptômes d'une pseudo-tuberculose hystérique avec crachements de sang, toux fréquente, expectoration, douleurs intercostales.

Observation XXXIX (résumée).

Femme, âgée de 43 ans, très intelligente, hystérie à attaques, hémiplégie gauche avec hémi-anesthésie, conservation du tact : l'*œdème* siége particulièrement sur le membre inférieur gauche ; il existe également sur le bras et se montre d'une façon intermittente sur le tronc, sur le sein, toujours à gauche; œdème est dur, le doigt qui presse laisse très difficilemeut sa trace. La température de la jambe gauche est inférieure d'un quart à trois quarts F. comparée à celle de la jambe droite. L'œdème subit des variations à l'approche des règles et sous l'influence d'une émotion.

Le gonflement diminuait sous l'influence d'un bandage très serré pour reparaître aussitôt le bandage enlevé. Il persista au moins un an et demi.

Observation XL

Mme J..., 37 ans. Ici il n'y eut simplement qu'un état nerveux général avec sentiment de fatigue hystérique, avec gonflement de l'ovaire gauche qui était bridé par suite d'ancienne cellulite. Anorexie. Troubles digestifs, pas d'amaigrissement ; la jambe gauche était presque toujours un peu plus volumineuse, et parfois dans l'espace de quelques heures elle gonflait beaucoup surtout au moment des règles.

Il faut prendre en considération que dans ce cas il n'y avait que des légers troubles de la sensibilité, pas d'hémiparésie visible, ni traces d'œdème.

Pas de sensation de battements et pas de chute de température au-dessous de 0,2 de degrès.

Il me semblait que le membre était un peu plus rugueux que l'autre, quant au gonflement il était visible à l'œil et à la mensuration.

Observation XLI

Jeune femme, 26 ans, de Connecticut (Amérique), bien bâtie, bonne santé exceptionnelle, elle avait eu une attaque de méningo-encéphalite qui lui avait laissé une céphalalgie occipitale, une douleur dans l'épine dorsale et dans les épaules, sans sensibilité à la pression, plus tard elle eut quelques attaques hystéro-épileptiques, suivies de stupeur et délire de peu de durée et de faiblesse du côté gauche, avec analgésie et retard dans la sensibilité et trouble dans le sens de la température. La garde attira mon attention pendant une attaque de l'hystéro-épileptique sur la différence remarquable entre le volume des deux jambes, surtout marquée pendant les premiers jours de la menstruation, et diminuant avec leur disparition.

Il y avait un œdème variable au niveau de la cheville du côté gauche, mais persistant. Il est certain que la jambe droite augmentait parfois de volume mais moins que celle du côté gauche. Quand ceci arrivait il y avait accompagnement de symptômes hystériques du côté droit aussi. La température des jambes était presque égale de deux côtés, environ 0,2 de degrés en faveur du côté droit. Le volume du membre gauche variant beaucoup d'un jour à l'autre, même dans le courant de la journée, quelquefois plus le matin ou le soir, la marche ne l'augmentait pas. En cas de fatigue un peu de rigidité avec des attaques passagères de perte de connaissance, ayant le même rapport avec les attaques hystéro-épileptiques, comme le petit mal et le grand mal avec l'épilepsie. La station debout prolongée n'augmentait pas le volume de la jambe. L'époque prémenstruelle l'augmentait quelquefois, mais pas toujours, ainsi que les émotions agréables et désagréables. Pendant la menstruation la jambe diminuait quelquefois de volume. Ce changement était plus marqué dans la cuisse. On peut voir sur le tableau que la jambe gauche mesurait 30 pouces au-dessous du genou le jour avant les menstrues et 26 pouces et demi le jour après les menstrues. Le tableau suivant indique les différentes modifications de volume. Jusqu'à présent je n'ai parlé que de la jambe, on pouvait cependant le remarquer dans le bras gauche et quelquefois dans la main.

Samedi 22 décembre

	Cheville	Mollet	Genou	Au dessus du genou	Bas de la cuisse	Cuisse
Droite	9 1/4	16	16	17 1/3	21	28 1/2
Gauche	9 1/2	16 1/2	16 1/2	19	23	30

Dimanche 23. — La menstruation commence

Droite	9 1/2	15	16	17 1/2	23 2/3	27 1/2
Gauche	10	16 1/2	16 1/6	22 1/3	26	26 1/2
Droite	9 1/2	16	17	20 1/2	24 2/3	26
Gauche	9 1/2	16 1/2	18	20 3/4	25	28
Droite	8 2/3	16	15 2/3	19 1/3	20 1/3	26
Gauche	9 2/3	16 2/3	17 1/2	20 1/2	25 1/2	26 2/3

Avant la marche

Droite	9	15 3/4	16 1/2	19 1/2	23 1/2	27
Gauche	9 1/4	16 1/3	17 1/3	20 1/2	24	28 1/2

Après la marche

Droite	9 1/2	15 1/2	16 1/2	21 2/3	24	25 1/2
Gauche	10	16 2/3	16 3/4	22 3/4	26	26 1/2

Dimanche 30. — Menstruation finit

Gauche	9 2/3	16 1/2	16 1/2	20 1/2	24	26 2/3

Lundi 31 décembre, après une longue marche

Gauche	9 1/2	16 1/2	16 1/2	19	24	26 2/3

Dimanche 6 janvier

Droite	8 3/4	14 1/8	16	17 1/2	22 1/4	25
Gauche	9	16	17	23 1/2	23 1/4	27

Dimanche 6 janvier, le soir

Droite	9	15 1/2	19 1/4	23 1/2	25 1/2	25
Gauche	9 1/8	16 3/4	20	24	25 3/4	26 1/2

Lundi 7 janvier

Droite	8 3/4	15 1/4	18 1/4	18	23 1/3	25 1/2
Gauche	9 1/2	15 1/2	16	18 1/2	21 1/4	26

Mardi 8 janvier

Droite	9	15 1/2	15 4/5	17 1/2	17 3/6	23
Gauche	9	16 1/5	16	23 3/4	22	25 4/5

Mercredi 9 janvier, pas de marche, raideur

Droite	8	15	16 1/2	19 1/2	23 2/3	25 1/2
Gauche	9 1/4	16 1/4	16 2/3	21 1/2	26 5/8	27

Jeudi 10 janvier

Droite	9	15 1/2	16 1/4	18 1/2	23 1/4	25 1/2
Gauche	9 1/2	16	17 1/4	21 1/2	25 1/2	27

Note. — La mensuration est faite en pouces.

Avec le retour à la santé il y avait une diminution de volume correspondant. Chaque attaque sérieuse hystéro-épileptique le ramenait, et avec les troubles de la sensibilité dans la jambe droite correspondait un gonflement qui n'était jamais permanent. La pression du doigt prolongé ne donnait pas, ou très faiblement le *godet* de l'œdème. Le tissu arcolaire de la jambe gauche paraissait plus ferme que celui de la jambe droite.

Weir Mitchel accompagne ces observations des réflexions suivantes : « Il est bien probable que ces cas « d'augmentation de volume des membres deviendront « plus nombreux si on les recherche avec soin ; mais de « quelle nature sont-ils? Il est certain que la cause unique ne réside pas dans l'augmentation du sérum et il « ne paraît pas ressembler aux paralysies vasculaires que « j'ai décrites ailleurs, il n'y a pas de battements (*throb*), « dans la jambe, ni une notable augmentation de température ou de modification dans la coloration des tissus. « Je ne crois pas pouvoir non plus l'identifier avec aucune forme d'œdème lymphatique avec lequel cependant il y a une certaine ressemblance, car dans cette « affection l'œdème est plus visible et plus persistante.

« On se rappellera que dans l'observation III la jambe gauche était la plus augmentée de volume, la jambe droite aussi variait beaucoup sous le même rapport. Il est aussi possible qu'à l'état normal, ces variations existent, cependant je ne les ai vu notées nulle part. Quelles que soient les conclusions auxquelles nous arrivons pour expliquer ces changements je les crois sous l'influence du système nerveux, et ils varient avec les causes qui augmentent ou qui diminuent l'analgésie, ou qui donnent lieu au spasme chronique ».

Il est plus que probable que dans beaucoup de paralysies unilatérales hystériques ce phénomène existe, mais jusqu'à présent il a échappé à l'attention des observateurs, étant donné que les autres symptômes attirent plus l'attention. Dans tous les cas cela augmente l'analogie qui relie si intimement l'hémiplégie organique à l'hémiplégie hystérique.

« J'ai considéré au commencement les deux premières observations comme des simples curiosités jusqu'au moment où j'eus l'occasion d'étudier le troisième cas. Je dus limiter mon étude, vu que l'inspection des jambes produisait une attaque d'hystéro-épilepsie, et je ne crus pas avoir le droit d'exposer ma patiente dans un but expérimental.

« La semaine dernière j'ai eu l'occasion d'observer un cas d'hémiparésie avec analgésie également du côté gauche, j'ai retrouvé une différence dans le volume des jambes, mais seulement aux cuisses ; la gauche étant d'un tiers à une moitié de pouce plus large à la partie moyenne et un pouce au niveau de la cuisse.

Mais comme il n'y a pas d'œdème, et le cas est ancien, la différence de volume put tenir à une affection idiopathique et non acquise.

On le voit, l'œdème se superpose presque toujours à une contracture ou à une paralysie d'un membre ».

L'aspect de l'œdème hystérique est bien tel que l'avait indiqué Sydenham, c'est un œdème sur lequel la pression prolongée du doigt ne laisse que peu ou pas d'empreinte. Si l'on voulait conserver au terme œdème sa véritable signification, on ferait mieux peut-être de ne pas l'employer dans l'espèce : c'est un gonflement dur ; mais l'expression nous paraît consacrée par l'usage qui a force de loi.

La peau de niveau peut avoir sa coloration normale, mais le plus souvent aussi elle est violacée (Obs. XXXV et XXXVI) ou présente une rougeur inflammatoire (Damaschino) ; la teinte violacée peut persister lorsque l'œdème a disparu. Elle peut précéder l'apparition de l'œdème. Aussi M. Charcot propose-t-il de donner à cette manifestation le nom « *œdème bleu des hystériques* ».

Généralement la température locale est abaissée ; Weir Mitchell a noté 3/4 de Farenheit. Dans une de nos observations il y eut un moment (Troisier) 3 degrés de différence en moins sur la main droite, siége de l'œdème ; le simple toucher permettait d'ailleurs de sentir cette diminution de la température périphérique.

En un seul cas (Damaschino) il existait de l'élévation locale de la température qui était portée dans le creux poplité gauche, siége de l'œdème à 37°,7, et ne mesurait que 35°,6 dans le creux poplité droit, côté sain.

Nous savons que presque toujours la paralysie, l'anesthésie et l'œdème se superposent ; il existe de plus souvent, *in situ*, dans le membre atteint, des sensations d'engourdissement, de fourmillement, de refroidissement, des douleurs plus ou moins vives qu'il est malaisé de rapporter à l'œdème seul, vu la complexité des symptômes.

Son début est variable ; généralement il apparaît avec la contracture ou la paralysie qu'il peut toutefois précéder ; il s'établit en permanence avec les troubles moteurs subissant des alternatives fréquentes d'augmen tation ou de diminution.

C'est là un de ses caractères les plus importants. S'il est en effet très tenace on remarque aussi qu'il subit des fluctuations très accentuées, sous l'influence de l'apparition ou la disparition des règles, d'une émotion morale un peu vive, etc. Il peut apparaître ou disparaître brusquement à la suite d'une attaque ; en deux heures le membre qui était indemne peut mesurer 4 ou 5 centimètres de circonférence, de plus que son congénère du côté opposé, maximum de dimension auquel l'œdème hystérique semble devoir se limiter.

La station debout prolongée ne paraît pas l'augmenter ; dans l'observation XXXIV (Corn.) l'usage du membre inférieur gauche contracturé (coxalgie hystérique) le faisait réapparaître ou mieux l'accentuait davantage.

Sa durée peut être fort longue (deux ans et plus, Obs. XXXII). Elle paraît surtout subordonnée à la marche de la paralysie ou de la contracture sous-jacente.

Quant à sa nature réelle elle est encore hypothétique ; les piqûres ne faisaient pas sourdre de sérosité dans les cas observés.

En résumé : œdème dur, bleuté, indolent ou douloureux ; abaissement de la température locale, superposition habituelle de l'œdème à une paralysie ou à une contracture avec troubles de sensibilité.

Dans un cas, rougeur inflammatoire de la peau avec élévation locale de la température.

Tels sont les caractères sur lesquels on pourra s'appuyer pour faire le diagnostic de l'œdème hystérique, caractères qui, bien entendu, ne devront pas faire négliger la recherche, tant des stigmates que des troubles urinaires permettant de corroborer le diagnostic, ou d'attribuer l'œdème à toute autre cause, l'albuminurie par exemple, combinée ou non avec la névrose.

Gonflement douloureux du sein chez les femmes hystériques ou sein hystérique.

Aux faits d'œdème nous rattachons le *gonflement douloureux du sein chez les femmes hystériques* ou le *sein hystérique.*

Historique. — La première mention de cette maladie est faite par sir Watson dans sa clinique médicale. « Les chirurgiens connaissent bien le *sein hystérique.* Le sein devient douloureux, sensible et augmente un peu de volume. Un médecin timide et sans expérience ne fait qu'aggraver le mal en prescrivant des sangsues et des cataplasmes, et en examinant à chaque visite le sein, y fixant par ce procédé toute l'attention de la malade qui redoute un cancer ».

Ces réflexions sont tout à fait applicables aux hystériques.

Le début de cette affection coïncide le plus souvent avec l'apparition des crises hystériques.

La relation est signalée d'une manière très significative dans une observation de Willis.

Astley-Cooper, dit Landouzy, avait bien signalé, dans son *Traité des maladies de la mamelle,* une douleur très vive au sein augmentant sous la moindre pression, sans tuméfaction, sans rougeur à la peau et paraissant dépendre de l'affection hystérique, mais cette indication sommaire était restée sans résultat et sans développements, lorsque sir Brodie, médecin de l'hôpital Saint-Georges à Londres, donna à ce sujet une attention toute spéciale (1).

1. Iconographie photographique de la Salpêtrière, 1878, p. 197. *Mastodynie ou sein hystérique.*

Voici maintenant la description de B. Brodie :

« La malade se plaint d'une douleur dans le sein et redoute singulièrement la moindre pression avec les doigts sur cet organe ; quelquefois l'examen de la partie suffit pour déterminer des tiraillements ou des mouvements du corps qui paraissent involontaires, mais qu'on peut ordinairement faire cesser en détournant l'attention de la malade. La sensibilité morbide n'est pas bornée au sein, mais s'étend à l'aisselle et au bas. On ne trouve pas de tumeur distincte dans la mamelle ; cependant, quand la maladie a duré longtemps, tout l'organe offre un léger gonflement, résultant de l'afflux du sang dans les petits vaisseaux, mais sans rougeur de la peau, qui au contraire est ordinairement plus pâle que d'habitude et un peu brillante. Brodie (1) ajoute qu'il ne faut pas confondre « cet état avec une autre affection également exceptionnelle, la *tumeur irritable de la mamelle*, ni avec d'autres douleurs qu'on observe dans le même organe chez les femmes de tout âge, qui n'ont aucune disposition à l'hystérie, et qui probablement ont été spectatrices des souffrances de quelqu'une de leurs connaissances.

Landouzy (2) a été consulté « pour deux malades hystériques, l'une de 23 ans, l'autre de 35 ans, qui éprouvaient des douleurs intolérables au sein gauche, et auxquelles des chirurgiens distingués de Paris et de Châlons, conseillaient l'amputation de la glande, bien qu'on n'eût pu trouver aucun changement de volume ou de consistance, aucun signe de dégénérescence, aucun des caractères propres aux tumeurs squirrheuses ou fibreuses ».

1. Landouzy, *Traité complet de l'hystérie*, 1846, p. 93.
2. B. Brodie. *Des affections locales qui dépendent de l'hystérie.*

Les accidents locaux de l'hystérie induisent souvent les chirurgiens en erreur. Bien des fois, notre maître, M. Charcot, en signalant dans ses leçons les recherches de B. Brodie, a fait ressortir les dangers d'une intervention chirurgicale dans les accidents de ce genre, en particulier les contractures hystériques. P. Briquet (1) a noté chez cinq de ses malades une douleur de la peau s'étendant à toute l'épaisseur de la mamelle, quatre fois la douleur existait dans la mamelle gauche. Liouville a observé en 1875, deux exemples de *sein hystérique*. Le premier est relatif à une femme de 21 ans. « Le 14 septembre, après quelques jours de suspension des accès, elle a été prise d'une douleur dans la région mammaire qui a promptement acquis une grande intensité. Les seins étaient tuméfiés et augmentés d'un tiers environ de leur volume. La peau était rouge, chaude et tendue. Malgré cette tension on percevait, mais difficilement, à la palpation les divisions glandulaires. Le mamelon était très développé et brunâtre.

Le gonflement et la douleur disparurent le 22 septembre. Plusieurs fois auparavant la malade avait présenté les mêmes accidents.

Le second cas de Liouville concerne une femme de 23 ans. « Les deux seins sont gonflés, douloureux. On y perçoit, à la palpation, de petites nodosités. La peau qui les recouvre est pâle. On constate chez elle une coïncidence entre l'exagération des phénomènes douloureux des seins et la manifestation des symptômes généraux de l'hystérie »..

Symptomatologie. — Le début de cette affection est le

1. Briquet. *Traité clin. et thérapeutique de l'hystérie*, p. 207.

plus souvent brusque : en quelques heures la maladie peut atteindre son summum. Ce sont d'abord des picotements dans les seins, de petits fourmillements qui commencent par agacer la malade ; puis arrivent des douleurs lancinantes qui ne font que s'accroître, et mettent la patiente dans un état de malaise indéfinissable.

Dans quelques cas la coloration des seins n'a pas changé. D'autres fois, la peau qui les recouvre devient rouge, et reste telle jusqu'à la fin des accidents : presque toujours elle est chaude et tendue. En même temps le sein se gonfle et acquiert une augmentation de volume, qui peut aller jusqu'aux tiers ou à la moitié de la glande normale.

Le mamelon est turgescent. L'aréole est large, brunie comme celle d'une femme qui a eu des enfants, et elle finit par conserver ces caractères en dehors des accès.

La palpation qui est difficile à cause des douleurs atroces qu'elle provoque, la palpation fait percevoir de petites nodosités isolées l'une de l'autre, qui ne sont évidemment que les divisions plus ou moins engorgées de la glande mammaire.

La pression des doigts ne laisse aucun trace, il ne semble donc exister aucune infiltration dans les tissus sous-cutanés.

L'ovaire peut être également le siége d'un gonflement douloureux qui marche parallèlement à celui du sein.

Quelques heures après l'explosion des premiers accidents, la douleur a pris tellement d'acuité que le simple frottement ou le poids de la chemise deviennent insupportables. La malade pousse des cris qui souvent sont les prodromes d'un accès d'hystérie.

Dans tous les cas, qu'il y ait eu accès ou non, ces

mêmes symptômes restent tels pendant un, deux et quelques fois trois jours. Il survient finalement une rémission de tous les accidents.

Mais ce n'est que progressivement et dans l'espace de quatre ou cinq jours, et quelquefois plus, que le gonflement et la douleur des seins disparaîtront complétement pour reparaître une autre fois.

La période qui sépare deux explosions successives varie avec les malades et suivant les occasions : ces variétés, d'ailleurs, dérivent de ce que nous avons dit de l'étiologie directe du sein hystérique : s'il est lié à l'apparition des menstrues, il sera facile de connaître d'avance son arrivée ; tandis que s'il coïncide habituellement avec des crises hystériques, on ne pourra pas plus le prévoir que prédire ces dernières.

Les deux seins ne sont pas forcément liés l'un à l'autre dans le parcours de cette affection ; l'un des deux seulement, ou tous les deux successivement, peuvent être atteints.

La marche de cette affection est caractéristique. Continue, elle atteint bientôt son summum, y reste quelque temps, et décroît méthodiquement, puis elle disparaît bientôt sans laisser aucune trace.

L'intensité de ses symptômes effraierait à juste titre quiconque n'aurait aucune idée de la nature de cette maladie, et cette ignorance pourrait avoir de grands inconvénients pour la malade, car une imprudente intervention n'aurait souvent pour effet que de prolonger ses souffrances et aggraver sa position.

Nous donnons ici quelques observations pour compléter l'histoire du sein hystérique.

Observation XLII (de Willis) (1).

Il s'agit d'une jeune fille de 16 ans, qui fut prise d'accidents hystériques très violents après une contusion du sein. Le gonfiement et la douleur étaient intermittents et coïncidaient toujours avec les convulsions, Le mariage et la grossesse vinrent seul mettre un terme à tous ces phénomènes morbides : l'hystérie disparut et avec elle le gonflement douloureux du sein.

Chez d'autres malades, il existe une relation constante entre la maladie des seins et l'apparition des menstrues : un retard, une diminution, une irrégularité quelconque dans le cours des règles peut déterminer le gonflement douloureux du sein ; on voit aussi dans quelques cas le sein hystérique marcher de pair avec des phénomènes semblables du côté des ovaires ? Ainsi accidents nerveux et menstruation, voilà deux causes directes de l'apparition du sein hytérique.

Observation XLIII

(Tirée de la thèse de Connard 1876) (résumée.)

Raoul M..., 24 ans couturière. Entrée à l'Hôtel-Dieu, salle Saint-Joseph, nº 22, le 25 août 1875. Vers l'âge de 12 ou 13 ans troubles nerveux hystériques. A 18 ans, elle est réglée pour la première fois. A 21 ans, elle entre à l'hôpital Saint-Louis (service de M. Hardy) pour syphilis. C'était au mois de janvier 1875.

1. Willis. *De morb. convuls.*, cap. VI, Obs. I, p. 487.

Quelques jours après son entrée les accidents hystériques, qui avaient cessé depuis son enfance, reparaissent ; en même temps survient pour la première fois un gonflement douloureux des deux seins, avec rougeur, chaleur et tension qui disparaît au bout de cinq jours environ.

Depuis lors des phénomènes identiques du côté des mamelles ont reparu tous les mois, aux environs des époques menstruelles, et ont coïncidé avec un redoublement des accès hystériques.

La malade entre à l'Hôtel-Dieu le 25 août, parce que, dit-elle, ses règles reviennent tous les quinze jours, et qu'elle a, dans le bas-ventre, des élancements douloureux.

La pression détermine une vive douleur dans la région ovarienne.

Les 8, 9 et 10 septembre. — Attaques hystériques qui se suspendent ensuite jusqu'au 14.

Le 14. — La malade se plaint d'une douleur dans la région mammaire, douleur qui depuis le matin a pris beaucoup d'acuité. Le contact de la chemise est insupportable.

Les seins sont tuméfiés et augmentés d'un tiers environ. La peau qui les recouvre est rouge, chaude, tendue.

Malgré cette tension, on perçoit, mais difficilement, à la palpation, les divisions glandulaires sous forme de nodosités plus ou moins bien circonscrites.

Le mamelon est très développé et brunâtre, comme celui des femmes qui ont eu des enfants. On étend sur les seins un liniment laudanisé et on les recouvre d'ouate, on administre du bromure de camphre à l'intérieur.

Le 15. — Crise hystérique. Le gonflement douloureux persiste.

Le 16. — Il n'y a qu'une petite attaque. La douleur mammaire est plus obtuse.

Le 17. — La tension des seins est moins considérable, la peau est plus souple. Le froissement de la chemise et la palpation sont plus facilement supportés par la malade. La pression des ovaires est encore manifestement douloureuse.

Le 18. — Crise vers le soir.

Le 19. — Crise intense le matin. Les seins sont de moins en moins douloureux et tendus. Les ovaires encore douloureux, surtout le gauche qui paraît tuméfié.

Le 22. — Les seins, surtout le gauche sont presque revenus à l'état normal et ne sont plus douloureux. Il y a une amélioration générale chez la malade qui n'a pas eu d'attaques depuis deux jours.

Le 23. — La douleur des ovaires a presque disparu. Le sein droit revenu à l'état normal est encore un peu sensible.

La malade sort en bon état le 24.

Chez cette malade la coïncidence entre le gonflement du sein et les attaques hystériques est frappante, ainsi que leur fréquence relative en rapport avec le summum du gonflement.

Le rapport entre les ovaires et les seins sont aussi des plus évidents.

Le gonflement du sein s'accompagne parfois de sécrétion lactée, qui peut être quelquefois très abondante, comme nous le voyons dans l'observation de Briquet, ou encore dans l'intéressante relation de l'histoire de la *fausse grossesse* de la sœur Jeanne des Anges (1) dont nous donnons ici un extrait :

« Hantée par des hallucinations érotiques, pendant lesquelles elle avait un commerce imaginaire avec le démon, qui lui suggérait qu'elle était grosse de ses œuvres, elle était déjà fort disposée à se croire enceinte lorsqu'apparurent chez elles « tous les signes qu'on peut avoir de la grossesse ». Elle avait des troubles menstruels ; des vomissements sanglants ; des vomissements ordinaires qui prennent souvent le caractère incoercible ;

1. Sœur Jeanne des Anges par G. Legué et Gilles de la Tourette. Paris, édit. Lecrosnier, 1886, p. 82.

l'accroissement du volume du ventre produit par la paralysie des fibres musculaires de l'intestin, donnant naissance à la *tympanite hystérique*.

« Des sérosités blanchâtres qui sortent de son sein après le cours de ses purgations arrêtées depuis trois mois (Laubardemont) ».

« Voyant qu'il (le diable) ne la pouvait fléchir de consentir à ses tentations, il entreprit de faire en sorte qu'elle parût grosse afin de la diffamer et la faire désespérer. Il fit par une rétention de sang et par une enflure et autres marques jusqu'à *former du lait dans ses mamelles* » (Manuscrit du P. Surin).

Ce phénomène, si important dans l'espèce, a donc bien existé et, cependant, sœur Jeanne n'était pas enceinte. On se tromperait étrangement, en effet, si l'on croyait que les mamelles ne secrètent du lait que chez les femmes grosses. On a vu de jeunes enfants, de jeunes filles vierges, des femmes n'ayant jamais conçu, ayant dépassé la ménopause, des *hommes même* présenter du lait dans les seins (Voy. en particulier Capron : *Anomalies de la sécrétion mammaire*, thèse de doctorat, Paris 1875.

Qui plus est « l'analyse du liquide dans des cas de ce genre, a montré qu'il était semblable au lait normal « *serositas ad modum lactis albicans* » dit Laubardemont (De Sinety, *Manuel de gynécologie*, 1879, p. 797).

Observation XLIV

Observation LI. *Du traité de l'hystérie*, de Briquet, 1859, p. 481. Galactorrhée datant de 7 ans, alternant avec des attaques d'hystérie et guérie par l'huile de chenevis.

La nommée Gérard (Marie-Thérèse), âgée de 37 ans, femme de ménage, entrée le 18 août 1857.

La mère était sujette à des accidents nerveux très fréquents, mais n'a pas présenté d'hypersécrétion des glandes mammaires. Aurait eu un abcès au sein, ses sœurs ont eu toutes des enfants, mais aucune n'a eu suffisamment du lait pour les nourrir.

Une seule, au début d'une tentative de lactation, a été atteinte d'un abcès au sein. Un de ses frères a eu de fréquentes convulsions.

Dans son enfance, des gourmes et des maux d'yeux, pas de convulsions. Plus tard, à dix ans, elle souffre d'hémoptysies fréquentes; chaque fois elle aurait rejeté environ un verre de sang; ces accidents cessèrent pour faire place à l'établissement de la menstruation qui eut lieu entre onze et douze ans.

A quinze ans, dysménorrhée, puis accidents nerveux très opiniâtres (serrement à l'estomac et à la gorge, spasmes, palpitations, essoufflements, douleurs névralgiques multiples). A 19 ans, fièvre intermittente qui ne dura pas moins de deux ans. A 25 ans elle se maria. A 26 ans, fièvre typhoïde signalée surtout par des épistaxis extrêmement abondantes. A trente ans, en 1850, première grossesse qui se passa très bien, à l'exception de pertes qui se déclarent pendant le dernier mois; l'enfant est dans de très bonnes conditions.

Debut de la maladie. — Pendant cette grossesse, et surtout dans la dernière quinzaine, une abondante sérosité laiteuse baignait le sein de la malade. Dès les premiers jours qui suivirent l'accouchement, l'hypersécrétion du lait avait atteint les proportions les plus extrordinaires ; cette femme ne rendait pas moins, dit-elle, de six litres de lait en 24 heures. Pendant cet écoulement abondant, toutes les fonctions s'exécutaient à merveille ; voulait-elle donner le sein à l'enfant, dès les premiers efforts de succion, une douleur extrêmement vive s'éveillait dans le sein donné à l'enfant ; cette douleur devenait le prodrome d'une attaque de convulsions hystériques; c'était comme une aura de l'accès convulsif qui, plus tard, fit rarement défaut.

Puis, tout à coup, cette femme bondissait dans son lit, courait à travers sa chambre en tremblant de tous ses membres, sa raison s'égarait, elle tenait les propos les plus bizarres, injuriait et battait les personnes qui lui donnaient des soins ; ensuite survenaient des douleurs à l'estomac, de la strangulation, une agitation extrême des muscles de la face, avec convulsions du globe de l'œil, puis des pleurs et des sanglots terminaient l'accès.

Dans aucune de ces attaques elle n'avait de traces d'écume, à la bouche ni de convulsions tétaniques.

Les intervalles des attaques se passaient dans le calme le plus complet, mais ils étaient signalés, aussi bien que l'accès lui-même, par la suspension presque complète de la galactorrhée. Puis l'écoulement du lait venait à reparaître, cette femme faisait un nouvel essai pour rendre le sein à l'enfant, et immédiatement une crise nouvelle éclatait. L'une de ces attaques fut assez vive pour que dans l'espace d'une seule nuit les cheveux aient blanchi. Elle fut obligée de suspendre complétement toutes tentatives de lactation. Dès ce moment la santé la plus parfaite revint, et avec elle la galactorrhée dans toute son abondance.

Elle rendait, dans les vingt-quatre heures, 3 à 4 litres d'un lait parfaitement épais et crémeux.

Malgré cette perte abondante, elle ne paraissait ni s'affaiblir, ni tousser, ni souffrir d'aucun trouble du tube digestif. Les règles coulaient avec une régularité et une abondance plus qu'ordinaires, et cela au milieu du plus fort de la galactorrhée. Tout ce passa de la sorte jusqu'à sa deuxième grossesse.

Cette grossesse n'offrit aucun accident jusqu'à sa dernière période, mais elle présenta un fait bien remarquable : le lait coulait absolument comme pendant l'état de vacuité de l'utérus, et les règles elles-mêmes ne furent pas suspendues. Accouchée à six mois par suite d'excès de fatigue et d'un traitement intempestif.

Après ce second accouchement, nouvelles tentatives d'allaitement, et nouveaux désordres nerveux ; toutefois ces derniers ont perdu de leur intensité. La malade ne déraisonne plus, n'a plus ce qu'elle qualifiait de folie. Elle conserve cependant des absences, pendant lesquelles elle rit, elle pleure sans motif, et garde le silence à toutes les questions qu'on lui adresse ; bien qu'après l'attaque elle déclare avoir eu l'intelligence parfaite. Le lait coule toujours, elle en évalue la quantité à deux litres et plus.

C'est le sein droit qui les fournit à lui seul, le gauche n'est pour rien dans l'hypersécrétion.

Troisième grossesse en juin 1856. — Accouchement le 18 janvier 1857, le lait coule pendant toute la grossesse, les règles durent jusqu'à quatre mois et demi, pas de fièvre de lait, l'enfant vient à terme, bien portant d'ailleurs, il vit encore. Deux essais successifs pour donner le sein sont suivis chaque fois du développement des accidents habituels, qui font irrévocablement renoncer à allaiter, et la galactorrhée, un moment suspendue, suivant l'usage, par les dernières attaques, reprend son abondance ordinaire. Sous l'influence de cette hypersécrétion, cette femme a reconnu que sa faim était devenue très grande, que ses aliments passaient très vite, et chaque fois qu'elle venait de manger, elle remarquait une recrudescence extrême dans la sécrétion lactée ; le sein, en même temps qu'il augmentait de volume, devenait plus douloureux, et au moindre mouvement, le lait s'en échappait comme un arrosoir.

Dans les derniers temps elle avait fini par maigrir, tout en ayant un appétit insatiable, et quoique tout le reste de l'organisme fonctionnât parfaitement.

Les traitements les plus divers ont été successivement employés sans aucun succès (fleurs de sureau, ortie blanche, racine de persil, huile de ricin, etc.).

Entrée à la Charité le 18 avril 1857.

C'est une femme petite, sèche, au teint fort coloré ; son apparence de vieillesse est en disproportion avec son âge; le sein gauche ne diffère en rien d'un sein dans son état normal, comme volume et comme sensibilité. Il ne donne pas une seule goutte de lait, il n'a d'ailleurs jamais participé aux phénomènes pathologiques du côté opposé.

Avant, pendant et après chaque grossesse, eu égard au développement, à l'abondance et à la cessation de la sécrétion lactée, il obéissait aux lois ordinaires de la lactation.

Le volume de ce sein est notablement plus petit que celui du sein droit. Sa vascularisation est normale. Le sein droit est extrêmement volumineux, plus large à son milieu qu'à sa base, son poids l'entraîne au devant des côtes; des veines sous-cutanées très nombreuses et très saillantes parsèment sa surface; il est chaud et douloureux, la malade ne le touche qu'avec une extrême précaution; la pression en fait darder le lait en jets multiples, et dès que la pression vient à cesser, le lait coule constamment goutte à goutte, aussi la malade le recueille au moyen d'un vase qu'elle suspend à sa ceinture. La position modifie le mode d'écoulement du lait; quand la malade se lève ou quand elle s'assied sur son lit, les gouttes de lait font place à des jets nombreux; abandonné à son propre poids, le sein devient le siége d'élancements très violents qui arrachent des cris à la malade et font renaître les prodromes des attaques d'autrefois.

La quantité de lait qui s'écoule pendant 24 heures varie entre 500 et 700 grammes. Ce lait est beau, très crémeux, et, en un mot, présente toutes les qualités physiques du meilleur lait.

Dès le lendemain de son entrée, la malade est prise de l'un des accès, incomplets d'ailleurs, qui accompagnaient autrefois les tentatives d'allaitement. Sous l'influence de pressions multiples quoique légères, destinées à exprimer la plus grande quantité de lait possible dans un instant donné, cette femme est tout à coup prise de son attaque; les bras s'éloignent du tronc en s'agitant convulsivement, un tremblement involontaire agite tout le corps, le visage s'injecte, les yeux se remplissent de larmes, il y a de la suffocation, une sensation de strangulation, puis des cris perçants, et une boule qui monte du creux épigastrique au pharynx.

La connaissance est perdue, et pourtant il y a de vives sensations de douleur, puis spontanément le lait s'arrête. Le temps pendant lequel dure l'attaque est en raison directe de la durée et de l'intensité des accidents.

Appétit extrême, car la malade mange quatre portions, et avoue qu'elle est obligée de prendre le pain de ses voisines. Au réfectoire, elle fait des provisions de pain pour le soir, elle accuse une antipathie marquée pour les légumes féculentes, attendu qu'elle a remarqué qu'ils augmentent la sécrétion lactée. Elle ne présente aucun signe d'affection pulmonaire ni cardiaque. Pas de bruits vasculaires cervicaux.

Dans l'intervalle des accès, qui est quelquefois très court, puisque les accès se répètent, jusqu'à trois fois en vingt-quatre heures, il reste des troubles de la sensibilité, tels qu'une hypéresthésie générale, des douleurs spinales, des points intercostaux, une céphalalgie vive, des analgésies circonscrites et mobiles, enfin une surdité momentanée.

Les règles manquent complétement depuis six mois ; pas de leucorrhée, urine abondante et normale ; sueurs nulles. peau très sèche. La marche se fait aisément, et il n'y a pas la moindre trace de paralysie musculaire.

Traitement. — 1er juin. — L'expectation n'a rien produit ; on applique sur le sein droit des compresses imbibées d'huile de chènevis, sans en obtenir abord aucun effet appréciable. Il survient des coliques vives ; mais au bout de quelques jours, réduction au quart ; puis, au bout de cinq à six jours réduction de moitié de la quantité de lait.

Le 7. — La diminution était si notable qu'hier, mais cette modification rapide dans la sécrétion lactée occasionne des accidents hystériformes extrêmement prononcés ; toutefois ils revêtent une forme nouvelle, il semble que les effets du haschisch viennent se mêler aux phénomènes d'hystérie pure ; en effet, ces accidents durent quinze heures sans interruption, la malade parle seule, et sa voix gênée par la strangulation, exprime alternativement l'expression de la frayeur et de la satisfaction. Puis elle semble se réveiller pour faire aux malades et aux personnes qui suivent la visite, des démonstrations tendres, et après cet effort elle retombe dans son sommeil. Le pouls est à 80, la respiration est haletante.

Le sein droit est plus mou et moins douloureux, la sécrétion lactée en est presque complétement tarie. Au contraire le sein gauche est devenu turgide et douloureux. On suspend l'huile de chènevis du 11 au 15. A mesure qu'on s'éloigne du jour de cette suspension du traitement, le lait revient à sa première abondance. Le 16, il est revenu à 200 grammes ; à mesure que le lait augmente, les dernières traces de l'attaque disparaissent, et les fonctions intellectuelles se rétablissent.

Le 17. — On reprend le traitement, et les jours suivants le lait diminue, au point que 10 jours après sa quantité est réduite à 150 grammes, elle diminue dans la même proportion jusqu'à la fin du mois. On ne voit plus survenir d'accidents nerveux, à cela près de quelques rires et quelques pleurs non justifiés. Le 1er juillet, le lait est réduit à 100 grammes. Il est d'une couleur blanc-bleuâtre, d'une odeur aigrelette, formé de caillots nageant au milieu d'un sérum très liquide. Cette quantité, 100 grammes, se maintient en moyenne pendant toute la première quinzaine de juillet.

Du 15 au 20, le lait se trouve réduit à 40 grammes en moyenne ; l'état général est parfait, l'appétit est moins vif ; la malade semble prendre un peu d'embonpoint. Du 20 au 25, réduction à 20 grammes, quelques douleurs allant du sein droit à l'aisselle du même côté. Disparition absolue de tous les troubles nerveux ; toutefois la pression du sein est encore très douloureuse, et détermine à l'instant même des soubresauts dans tous les membres ; enfin le 2 août, la malade n'a plus que quelques gouttes de lait à son réveil, et elle sort de l'hôpital.

OBSERVATION XLV (résumée).

(*Ein Fall von Mastodynie auf hysterischer Basis. Wewer* in *Frauenarzt.* Berlin 1887, II, p. 315).

A. X..., une jeune dame de 18 ans, de bonne constitution, réglée pour la première fois à l'âge de 15 ans. Les règles furent normales et régulières sans aucune douleur la première année. Sans aucune cause appréciable elle avait bonne mine, avait bon appétit et aucun signe de chlorose ; se montra un état nerveux qui consista d'abord en hyperesthésie cutanée et musculaire. La malade se plaignait d'une forte chaleur et une heure après d'un grand froid.

Un léger attouchement de la peau lui occasionna des douleurs. Elle avait en outre des douleurs comme si on lui arrachait les membres, des douleurs à la nuque, des hyperesthésies viscérales, des sensations de pression et plénitude dans l'estomac, qui se manifestaient par des vomissements ; des gémissements, des contractions et des contorsions. des palpitations de cœur, des sensations douloureuse dans la glande mammaire comme un poignard qui la perçait et la coupait. Les attouchements des vêtements étaient très douloureux. Il se formait dans la glande des nodules très douloureux à la pression. Ces nodules ressemblaient aux nodules des névralgies, et étaient situées surtout à la périphérie de la base de la glande. Les paroxysmes se montraient et étaient en rapport avec les règles qui étaient devenues très irrégulières ; elles étaient encore en rapport avec les palpitations qui prenaient ces allures qu'on observe dans l'angine de poitrine.

On pensa d'abord à une névralgie intercostale ; pensée qui fut éloignée par l'examen attentif de la malade qui ne révéla aucune affection de la colonne vertébrale ; ni des côtes, ni des plèvres. On pensa alors à une affection utérine ou ovarienne. L'examen des organes donna un résultat négatif. On rapporta alors ces phénomènes à l'hystérie, la seule cause.

Observation XLVI

Tirée de la thèse de Connard 1876.

Une jeune fille de 18 ans, hystérique depuis l'âge de 15 ans, entre à Saint-Louis, dans le service de M. le D Péan pour des douleurs dans le sein gauche. Le sein est notablement gonflé. On y aperçoit, à la palpation, quelques nodosités. On ampute une partie du sein. Les douleurs néanmoins persistent et s'exaspèrent aux approches des menstrues et des crises hystériques.

Le microscope ne révèle, dans la partie amputée, d'autre altération qu'une légère proliféation des éléments glandulaires.

Diagnostic. — On ne confondra pas le sein hystérique avec les diverses affections inflammatoires de la mamelle.

Dans l'inflammation sous-cutanée, il existe un empâtement qui laisse des traces après la pression : cette phlegmasie ne tarde pas à se terminer par un abcès, en général unique, et dont la fluctuation se perçoit facilement.

Dans le phlegmon profond on ne trouve pas de ces petites tumeurs glandulaires qu'on rencontre le plus souvent dans le sein hystérique. La douleur est aussi plus profonde.

Le phlegmon parenchymateux a pour caractère l'existence de plusieurs phlegmasies successives, localisées chacune à un point de la glande ; dans le sein hystérique il y a, au contraire, diffusion des symptômes.

L'engorgement laiteux ou poil cesse après les premières succions de l'enfant.

Dans l'hypéresthésie simple il n'y a pas de gonflement, ni aucun changement appréciable à la vue et au toucher.

On pensera aussi à la mamelle irritable ou névrome des mamelles de Cooper (1).

1. Voyez aussi l'observation II, page 15, relative également au gonflement du sein chez une hystérique.

CHAPITRE QUATRIÈME

TROUBLES TROPHIQUES DU COTÉ DES ARTICULATIONS.

On peut observer chez les hystériques plusieurs ordres des troubles du côté des articulations. La coïncidence du rhumatisme articulaire et de l'hystérie est loin d'être rare ; d'autre part, Brodie a signalé depuis longtemps chez les sujets nerveux des arthralgies ne paraissant pas en rapport avec des lésions anatomiques grossières. Ce sont surtout des troubles de la sensibilité et la motilité ; peu de troubles trophiques proprement dits. Mais en dehors de ces symptômes on peut observer parfois chez les hystériques un symptôme pour ainsi dire banal, car nombre de sujets qui n'ont jamais été atteints d'aucune affection articulaire le présentent (1), nous voulons parler des craquements articulaires, qui existent souvent sans douleur, sans gonflement, ni gêne d'aucune sorte dans les jointures.

En outre, ils sont sujets à un autre phénomène encore assez vulgaire, le frottement sous-scapulaire (2) que Féré et Quermone ont pu voir très développé chez trois de leurs malades ; « le bruit de froissement rude était en-

1. *Contribution à l'histoire des phénomènes simulés ou provoqués chez les hystériques* (*Craquements articulaires et synoviaux*). Féré et Quermonne. Progrès Médical, 1882, p. 629.

2. Terrillon. *Frottement sous-scapulaire et bourse séreuse accidentelle sous l'omoplate* (*Arch. gén. de Méd.*, 1877).

tendu à distance, et la main appliquée sur le sternum percevait pendant certains mouvements de l'épaule une sorte de craquements qui chez l'une nous donnait une sensation analogue à celle que nous avions perçue dans un cas de fractures multiples des cartilages costaux ».

Mais ces craquements et frottements articulaires ou synoviaux, peuvent être développés, cultivés pour ainsi dire, et se présenter alors sous un aspect tout à fait extraordinaire, comme l'observation suivante permettra d'en juger.

Observation XLVII

Hystérie, craquements articulaires et synoviaux. — Féré et Quermonne. — *Progrès médical*, 1882, p. 629.

Mlle J. K..., âgée de 23 ans, originaire d'Alsace, se présente dans le courant du mois de juillet 1881 à la consultation de M. Charcot. Elle avait été adressée de province à M. Marchand, chirurgien des hôpitaux, pour une affection qu'on regardait comme chirurgicale.

C'est une grande fille brune, extrêmement maigre et pâle. Elle ne connaît point d'accidents nerveux chez ses ascendants ; mais un de ses cousins est épileptique. Elle raconte que, vers l'âge de trois ans, elle aurait eu une frayeur, et que pendant longtemps, à partir de cette époque, quand arrivait le soir, elle se mettait à pleurer et avait peur de tout ce qui l'entourait.

A 14 ans, elle atteint la grandeur actuelle et elle était devenue très faible presque subitement, et s'était considérablement amaigrie.

Alors était survenue une toux sèche, presque continuelle, avec sensation de corps étrangers dans la gorge, par moments elle avait des crises de suffocation. Souvent elle avait des crises dans lesquelles elle s'arrachait les cheveux et se roulait à terre : sa face devenait alors cyanosée, mais elle ne perdait pas connaissance. A cette époque, elle était toujours triste, très irascible, et prenait très peu de nourriture.

La menstruation s'établit à 15 ans régulièrement, sans changements dans les phénomènes nerveux; toutefois, au moment des époques, la toux était plus fréquente et plus pénible. Les crises nerveuses ont disparu vers l'âge de 17 ans, et la toux a cessé à peu près à la même époque, après avoir subi des alternatives de mieux et de pis. Pendant cette période il faut noter une contracture des masseters, qui aurait duré trois semaines sans cesser; il y avait impossibilité complète d'ouvrir la bouche, il a fallu la nourrir avec la sonde. Ces attaques de contracture partielle se sont renouvelées plusieurs fois, mais n'ont plus duré que une ou deux heures chaque fois.

De 18 à 21 ans, elle s'est bien portée, son appétit et sa gaieté étaient revenus, on la croyait complétement guérie. Après trois ans de relâche, la maladie s'est manifestée de nouveau, mais sous une autre forme, à la suite d'un grand chagrin. Elle souffrait d'une sorte d'oppression, avec inspiration longue et difficile. Au bout de quelques jours elle s'aperçut qu'en faisant de grands efforts pour respirer, il se produisait des craquements qu'elle entendait au niveau des articulations costo-sternales supérieures droites. Quelques semaines après, des craquements analogues se faisaient entendre dans l'épaule droite, avec une telle intensité, qu'on consulta un médecin qui déclara qu'il y avait des fractures de côtes. On appliqua pendant plusieurs mois des appareils multiples et variés. Non seulement les craquements ne furent pas modifiés, mais ils se développèrent dans d'autres régions; elle en aurait eu dans les hypochondres, dans le cou, sur la tête, dans les membres inférieurs.

Un mois environ avant sa première visite à la Salpêtrière, elle avait eu pendant toute une nuit des accès de suffocation avec sensation de corps étranger dans la gorge. A aucune époque de sa vie elle n'a eu de douleurs articulaires.

Etat actuel. — 15 septembre 1881. — Elle se plaint d'avoir surtout pendant les grandes inspirations, une sensation de poids qui remonte de chaque région iliaque vers la base de la poitrine, pour redescendre bientôt brusquement. De temps en temps, elle a des accès de suffocation qui durent deux ou trois heures, avec sensation de constriction au niveau du sternum. Elle est toujours triste, s'irrite pour le moindre motif. Il n'existe pas des points hystérogènes ; il n'existe pas des troubles nets de la sensibilité, soit générale, soit spéciale ; l'examen campimétrique a été négatif. La malade se plaint toujours des mêmes craquements.

Lorsqu'on lui dit de faire entendre les bruits dont elle se plaint, elle fait des mouvements de circumduction des deux épaules ; qu'elle écarte et qu'elle rapproche alternativement de la ligne médiane. Cette manœuvre provoque un vacarme extraordinaire, indescriptible, pouvant être entendu à distance par une vingtaine de personnes. Au premier abord on ne perçoit qu'un bruit confus de grosse crépitation, plus bruyante que celle qu'on observe dans les arthrites sèches les plus caractérisées, et qui permet de comprendre comment des personnes étrangères à la chirurgie ont pu croire à des fractures multiples. Si on applique les mains sur les deux épaules du sujet, on perçoit les mêmes bruits et les frottements avec une intensité beaucoup plus considérable ; et les sensations tactiles sont à peu près aussi bien perçues sur le sternum, sur la colonne vertébrale qu'au niveau du moignon de l'épaule.

Si on examine les choses d'un peu plus près et si, au lieu de laisser la malade produire elle-même ses craquements, on provoque des mouvements limités de l'épaule dans tous les sens, on arrive bientôt à se convaincre que l'articulation de l'épaule elle-même n'est le siége que de frottements très peu intenses et qui n'existent que dans certains mouvements forcés.

Le siége principal et peut-être unique de la grosse crépitation bruyante entendue à distance est sous l'omoplate, les bruits se passent vraisemblablement dans la bourse séreuse sous-scapulaire, et ils se propagent par l'intermédiaire des os dans toute l'étendue de la cage thoracique.

Notons que lorsque la malade n'est point sous le coup d'un examen, et qu'elle fait des mouvements normaux pour saisir un objet, la plupart du temps on entend aucune espèce de bruit.

Il en est de même pour les craquements qui existent dans les autres points du corps ; ainsi, si on lui tourne la tête en dehors de l'intervention de la volonté ; on n'entend souvent aucun bruit ; quand elle fait elle-même ces mouvements de rotation, elle provoque toujours des mouvements bruyants qui retentissent dans le crâne. On peut en dire autant pour toutes les jointures des membres : tandis que les mouvements provoqués par l'observateur ne provoquent que rarement un frottement, la malade peut presque toujours en déterminer par une combinaison particulière de mouvements, qui diffèrent souvent notablement de ceux qui sont nécessités par des actes physiologiques. Il va sans dire que les divers traitements employés n'ont eu aucun effet sur ces craquements.

Réflexions. — On ne peut douter que ces craquements fussent provoqués.

Il est avéré que dans certains états nerveux, notamment la neurasthénie avec dispepsie, on voit souvent se développer des craquements articulaires cervicaux, retentissant sur le crâne. Ces craquements des dyspeptiques apparaissent quelquefois avec le vertige et disparaissent de même sous l'influence du traitement approprié. Ils semblent donc bien en rapport avec l'état général neuropathique.

Une autre altération trophique du côté des articulations est produite par les rétractions fibro-tendineuses qui entraînent des difformités persistant même après la cessation des contractures spasmodiques.

M. le professeur Charcot, dans une leçon publiée dans le *Bulletin Médical* du 23 mars 1887, nous montre un cas de ce genre (pied bot hystérique), et il démontre magistralement que : 1° La déformation en pied bot *varus-équin*, a bien pour point de départ une contraction spasmodique d'origine hystérique ; 2° L'élément spasmodique ayant complétement disparu, et la déformation autrefois toute entière de cause musculaire, est maintenue désormais seulement par les rétractions tendineuses et fibreuses, qui se sont produites consécutivement à titre de complication : M. Charcot fait ressortir ensuite l'opportunité d'une intervention chirurgicale et son succès assuré.

Observation XLVIII

(Tirée du *Bulletin médical*, 23 mars, 1887).

Il s'agit d'une malade, âgée de 25 ans ; son père est mort comme aliéné à l'asile de Clermont ; elle a beaucoup souffert moralement ; sous cette influence sont survenus des vomissements fréquents se produisant sans effort et sans douleur, et évidemment de nature névropathique, des accidents qu'elle appelle des syncopes, et qui paraissent bien avoir été des crises hystériques, une paralysie transitoire du membre supérieur gauche avec anesthésie et perte du sens musculaire, qui manifestement doit être rapporté à l'hystérie.

Enfin, il y a deux ans, tout à coup, un matin, sans prodromes, s'est produite la déformation des pieds en *varus-equin* qui a atteint immédiatement son plus haut degré, et dont vous retrouverez aujourd'hui les vestiges. Il y avait un an à peu près que cela durait quand la malade est entrée à la Salpêtrière. On pouvait constater alors que l'articulation du genou était si rigide, que les tentatives de redressement du pied donnaient la sensation de résistance élastique, qui est propre aux contractures. A cette époque il y avait absence de tout stigmate hystérique sensitif ou sensoriel, et il y avait impossibilité de produire la contracture artificielle aux membres supérieurs, enfin les attaques avaient complétement cessé.

On pouvait donc espérer que la diathèse hystérique était épuisée, et que l'on viendrait sans doute bientôt à bout de la contracture spasmodique du pied.

Les tentatives d'hypnotisme étaient restées sans résultat; on ne pouvait pas compter sur une disparition des accidents par voie de suggestion. Les moyens employés ont été l'électrisation et le massage; ce dernier mode de traitement, mis en œuvre pendant un mois, paraît avoir produit une très notable amélioration. La flexion du genou est devenue possible; quelques mouvements ont reparu dans l'articulation tibio-tarsienne, et la malade a pu alors se tenir debout sur la pointe des pieds; elle peut marcher sans appui en faisant reposer les pieds sur l'extrémité des deux ou trois derniers métatarsiens.

Mais au bout d'un certain temps comme il n'y avait plus de progrès sensible, on se demandait si la contraction spasmodique n'avait pas disparu, et si la déformation n'était pas entretenue seulement par des productions fibro-tendineuses.

Les productions de ce genre sont rares, à la vérité, dans les contractures hystériques, alors même qu'elles ont duré de longues années; la disparition de la contracture spasmodique peut se faire progressivement ou même subitement sans laisser après elle aucune trace de rigidité articulaire, alors même que la rigidité par contraction a duré plusieurs mois, voire plusieurs années; mais il faut reconnaître que le fait n'est pas absolument général; et il faut savoir que les rétractions fibreuses peuvent compliquer les contractures hystériques comme elles compliquent les paralysies organiques. M. Charcot démontre que la contracture spasmodique a disparu, par le fait que la malade peut, dans une certaine mesure, mouvoir son pied librement, en dedans, en dehors, en avant, en arrière, ce qui n'arrive jamais au même degré dans les contracture hystériques où les choses sont poussées toujours à l'extrême, si bien qu'en général le malade ne peut imprimer aucun mouvement aux parties contracturées. De plus quand on imprime des mouvements passifs à la jointure, en dehors ou en dedans, le mouvement est à peu près complet; le mouvement de flexion plantaire est aussi assez étendu, et on ne sent nulle part cette résistance élastique, qui donne la sensation d'un ressort tendu, qui appartient à la contracture spasmodique.

Au contraire, quand on veut produire la flexion dorsale du pied, on est bientôt arrêté brusquement par un obstacle purement mécanique qui paraît être surtout le tendon d'Achille raccourci, mais qui pourrait bien avoir aussi sa cause dans la production du tissu fibreux péri-articulaire. La malade est soumise alors à la chloroformisation, et pendant le sommeil profond la déformation ne s'est en rien modifiée, elle est restée telle qu'elle. Il est donc évident par là que le spasme musculaire n'est pas ici pour rien et toute la déformation doit être mise sur le compte des rétractions fibreuses.

La chirurgie seule a donc désormais le pouvoir de rendre au membre l'intégrité de ses mouvements. M. Charcot juge l'opération opportune; et repousse au contraire toute tentative de redressement à l'aide des appareils tant que l'élément myo-spasmodique persiste encore.

CHAPITRE CINQUIÈME

ATROPHIE MUSCULAIRE DES HYSTÉRIQUES.

Les atrophies musculaires des hystériques se trouvent signalées pour la première fois en 1884 dans la thèse inaugurale de Kalkoff faite sous l'inspiration de M. Seelegmüler (1).

En 1886, M. Babinski (2), chef de clinique, suivant en cela l'enseignement de M. le professeur Charcot, établit nettement dans un excellent mémoire l'existence de l'atrophie musculaire de nature hystérique,

Tout dernièrement MM. Gilles de la Tourette et Dutil (3), publient dans la *Nouvelle Iconographie*, une étude très complète sur les atrophies musculaires et les œdèmes dans l'hystérie. On trouve dans leurs mémoires les dernières données de la science sur le sujet qui nous occupe.

Nous ferons un large emprunt à ce dernier travail.

M. Babinski étudiait quatre malades : « Dans deux de ces cas, dit-il, il s'agit d'une monoplégie brachiale, dans les deux autres d'une hémiplégie avec intégrité de la face.

1. *Beitraege zur differential Diagnose der hysterischen und kapsularen Hemianesthesie*, Halle 1884.

2. *De l'atrophie musculaire dans les paralysies hystériques. Archives de neurologie*, nos 34 et 35, 1886, Charcot. *Leçons sur les maladies du système nerveux*, t. III, p. 476.

3. Gilles de la Tourette et Dutil. *Contribution à l'étude des troubles trophiques dans l'hystérie. Atrophie musculaire et œdème. Nouv. Iconographie de la Salpêtrière*, 1890, janvier.

dans l'une de ces deux dernières observations il y a prédominance de la paralysie et l'atrophie dans le membre supérieur, dans l'autre prédominance dans le membre inférieur ».

Puis il donne les caractères de ces troubles nutritifs. « L'atrophie musculaire se présente sous l'aspect suivant : 1° elle est plus ou moins considérable, mais il faut savoir qu'elle peut atteindre d'assez fortes proportions; chez deux malades, il y avait comme différence entre le grand périmètre du bras malade et celui du bras sain, trois centimètres, et chez un autre malade il y avait entre les deux mains une différence de cinq centimètres.

2° *Il n'y a pas de secousses fibrillaires ;*

3° L'excitabilité idio-musculaire paraît normale ;

4° La contractilité électrique est diminuée en proportion du degré de l'atrophie musculaire, mais *il n'y a pas de réaction de dégénérescence ;*

5° Cette atrophie peut se développer avec une grande rapidité.

Chez un malade elle était déjà appréciable tout au plus quinze jours après le début de la paralysie... La rétrocession de l'atrophie semble pouvoir être rapide comme son développement.

C'est donc d'une atrophie simple qu'il s'agit ; il n'existe pas de réaction de dégénérescence.

Les faits étudiés par M. Babinski ne restaient pas longtemps isolés.

Le 14 mai 1886, M. Chauffard rapportait à la Société Médicale des Hôpitaux l'histoire d'un jeune malade de treize ans, atteint de monoplégie brachiale avec atrophie musculaire, ayant duré trois ans, et s'étant terminée par la guérison.

Puis les travaux se succèdent, Massalongo (1), Leroux (2), Brissaud (3), P. Blocq (4), Ballet (5), Debove (6), apportent des faits sans ajouter d'éléments nouveaux à la description de Babinski, tout au moins en ce qui regarde, à proprement parler, l'atrophie musculaire.

Dans ses *Leçons cliniques* du premier semestre de l'année 1889-1890. M. le professeur Charcot nous a appris que l'atrophie musculaire hystérique pourrait revêtir certaines modalités différant un peu de celles qu'il avait étudiées avec M. Babinski, suffisamment même pour qu'on pût être exposé à une erreur de diagnostic si l'on ne voulait pas sortir des limites de la description tracée par cet auteur distingué. Cela prouve probablement qu'il y a plusieurs variétés d'atrophies musculaires hystériques, dont toutefois il serait certainement encore prématuré d'entreprendre la classification.

Nous publions ici les observations des malades qui ont servi aux leçons de notre éminent maître, en les faisant sui-

1. *Atrofia musculare nelle paralisi isteriche*, Naples, 1886, Detken éd.

2. *De l'hystérie chez l'homme, monoplégie avec atrophie muslaires. Journal des Connaissances médicales*, Paris, 1886, 3e série, t. VIII, p. 107.

3. *Hémiplégie probablement d'origine hystérique avec atrophie musculaire. Archives de physiologie*, 1887, p. 338.

4. *Des rétractions fibro-tendineuses compliquant les contractures spasmodiques*, Obs. III, p. 35, fig. 19. *Nouvelle Iconographie de la Salpêtrière*, t. I, 1888.

5. *Coxalgie hystérique avec atrophie musculaire.* Société médicale des hôpitaux, 28 juin 1886.

6. *Hémiplégie hystérique avec atrophie musculaire survenue à la suite d'une diphtérie.* Société médicale des hôpitaux, 11 octobre 1889.

vre des considérations dont il les a entourées, et que nous empruntons au mémoire de M. Gilles de la Tourette et Dutil.

OBSERVATION XLIX

Cha.., Charles, vingt-deux ans, employé de commerce, israélite, entré le 6 juin 1889, salle Prus, n° 8, service de M. le professeur Charcot.

Antécédents héréditaires. — Père alcoolique, mère hystérique; cinq frères dont deux névropathes; le *premier* est hystérique, a eu une contracture à forme hémiplégique, qui après avoir duré deux mois a disparu brusquement; le *second* un mégalomane, se croit un grand politique socialiste.

Sept sœurs: Une morte de méningite en bas-âge; une hystérique à grandes attaques et hypnotisable, a séjourné dans le service de la Clinique pendant 2 ans, 1879 et 1880; une hystérique à attaques.

Antécédents personnels. — Santé bonne avant le début de l'affection actuelle. Rougeole à cinq ans. Scarlatine à huit ans. Pas d'autres maladies.

Début. — L'hystérie s'est révélée chez Cah... au mois de mai 1885, dans les circonstances que voici : Un soir son père rentra chez lui en état d'ivresse, furieux, criant et frappant à tort et à travers, Cah... qui était alors âgé de dix-sept ans fut très effrayé et se cacha sous son lit.

Après cette scène de colère il passa plusieurs heures dans un état d'agitaton très grande. Il finit cependant par s'endormir. Mais le lendemain en se réveillant il se trouva tout contracturé. Il raconte qu'il avait le cou tout raide, il ne pouvait incliner la tête dans aucun sens. Les quatre membres étaient aussi rigides et immobilisés en extension par la contracture ; les avant-bras étaient fixés, en pronation forcée, les poings fermés, la paume des mains tournée en dehors. Il ne pouvait qu'incliner le tronc en avant et l'étendre, ce qui lui permettait de s'asseoir sur son lit et de s'étendre en décubitus dorsal. Il n'avait pas de force, on était obligé de le faire manger. Il avait toute sa connaissance ; il mangeait, buvait et dormait comme à l'ordinaire. Cet état de contracture persista pendant trois mois. Un jour, la rigidité des membres et du cou cessa brusquement et spontanément ; ses parents qui le croyaient perdu l'ont fait photographier dans cet état.

L'année suivante, en 1886, après une période de malaise général et de névralgies faciales pendant laquelle son caractère se modifia profondément (tristesse, crises de larmes, etc.), il eut sa première attaque d'hystéro-épilepsie. Depuis lors il a eu grand nombre d'autres attaques revenant à intervalles variables, tantôt spontanément, tantôt à la suite de contrariétés.

En 1887, deuxième attaque de contracture généralisée semblable à la première, mais qui ne dura que huit jours.

En juin 1888, *chorée malléatoire* du membre supérieur droit qui persista pendant une dizaine de jours. Quelque temps après apparut le tremblement de la jambe et du bras droits. Ce tremblement succédait aux attaques et durait un jour, quelquefois plus ; il était intermittent. Le malade, après un assez long séjour à Bicêtre, est entré dans le service de la Clinique, le 6 juin 1889. Il était alors comme aujourd'hui, dans l'état suivant.

Etat actuel. — 10 juin, 25 octobre 1889. — Sujet de taille peu élevée, mais bien musclé et d'apparence robuste. On constate chez lui, fig. 2 et 3 : 1° une hémianesthésie droite sensitivo-sensorielle, *complète absolue*, pour tous les modes de la sensibilité, y compris le sens musculaire. L'ouïe, l'odorat, le goût sont abolis à droite.

Vision. — Double rétrécissement concentrique du champ visuel à 35° pour l'œil gauche, à 45° pour l'œil droit. Diplopie microculaire. Monomégalopsie. Pas de dischromatopsie. Hypéresthésie de tout le membre inférieur gauche (la plante du pied exceptée).

Une zône hystérogène très sensible située au pli de l'aine

du côté gauche et s'étendant un peu sur la région attenante de la paroi abdominale; 4° Des attaques d'hystéro-épilepsie bien caractérisées.

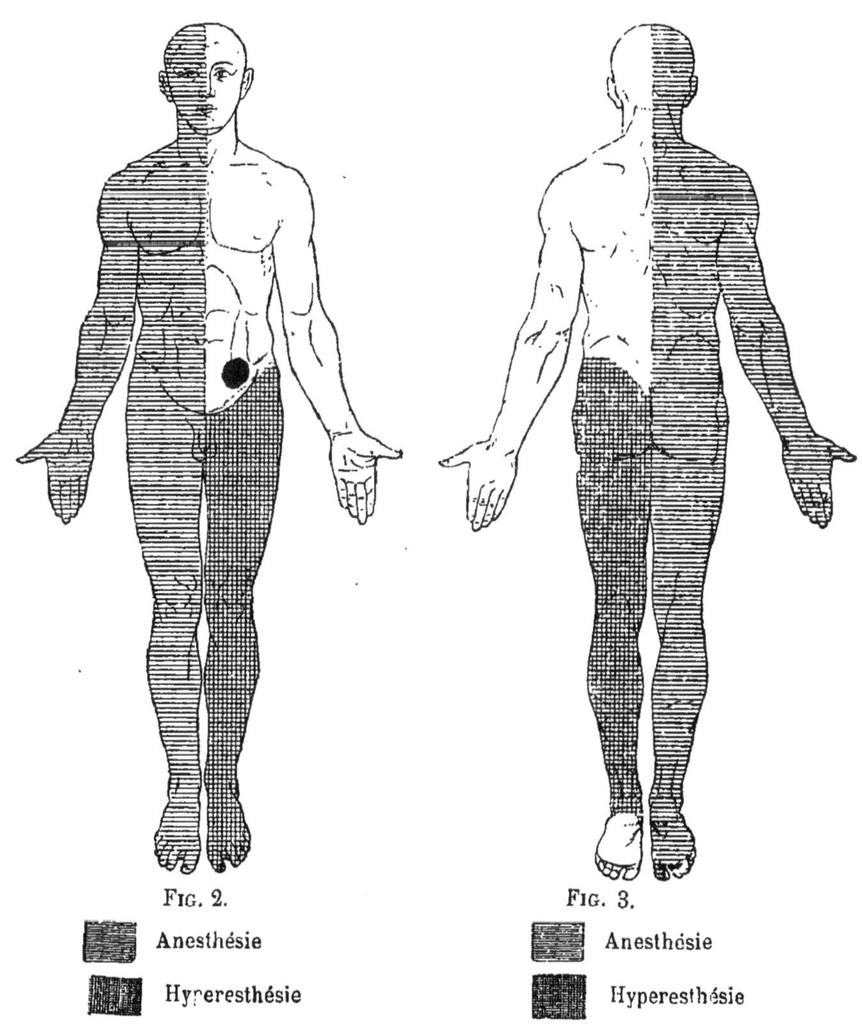

Fig. 2. Fig. 3.

Ces attaques, qu'elles surviennent spontanément ou qu'elles soient provoquées par la pression exercée sur la zône hystérogène sus-indiquée, offrent à peu près toutes les mêmes caractères.

Elles sont précédées des phénomènes de l'aura classique.

Aura. — Sensation de boule partant du pli de l'aine et remontant à la gorge ; sensation de contraction à la gorge; suffocation, battements dans les tempes; bruit dans les oreilles ; nuage dans les yeux. Chute et perte de connaissance. L'aura est souvent de durée très courte, très rapide.

Attaque. — Elle est constituée par les périodes suivantes :

1° *Epileptoïde.* — Raideur (phase tonique) brève, puis convulsions cloniques généralisées, écume aux lèvres, congestion intense de la face.

2° *Grands mouvements.* — Salutations, contorsions interrompues de temps en temps par l'arc de cercle.

3° *Attitudes passionnelles.* — Le malade se redresse et s'asseoit sur son lit ou se met à genoux, visage souriant. Expression de félicité (coït). Quelquefois il chante, cause avec une de ses maîtresses, l'appelle, recommence soit par la phase épileptoïde, soit par les grands mouvements, et ainsi de suite.

Etat mental. — Le malade est parfois triste, chagrin, maussade, querelleur. Mais le plus souvent il est indifférent et gai. Il est de complexion amoureuse ; il dit qu'il qu'il a plusieurs maîtresses; il se vante volontiers de conquêtes. Sa mise révèle une certaine coquetterie ; casquette bleue à visière ornée d'une bande marron ; grande chaîne de montre en simili-or, etc.

Atrophie musculaire. — Le malade ne peut dire quand on a commencé cette atrophie.

Membre supérieur droit. — Elle porte sur les muscles des trois segments : main, avant-bras, bras; mais c'est à la main qu'elle prédomine et de beaucoup.

A la main droite les éminences thénar et hypothénar ont disparu presque complétement (*Fig.* 4 et 5).

Les muscles de l'hypothénar sont un peu moins atteints que ceux de l'éminence thénar. Il s'en suit que la main est nettement aplatie : le pouce est sur le même plan que les autres doigts : c'est la main de singe.

Les intérosseux, le premier et le second principalement

participent à l'atrophie. Le périmètre pris à la base du pouce mesure :

A droite (côté malade). . . . . 19 centimètres
A gauche. . . . . 21 cm. 1/2

A l'avant-bras, l'atrophie est plus uniformément répartie

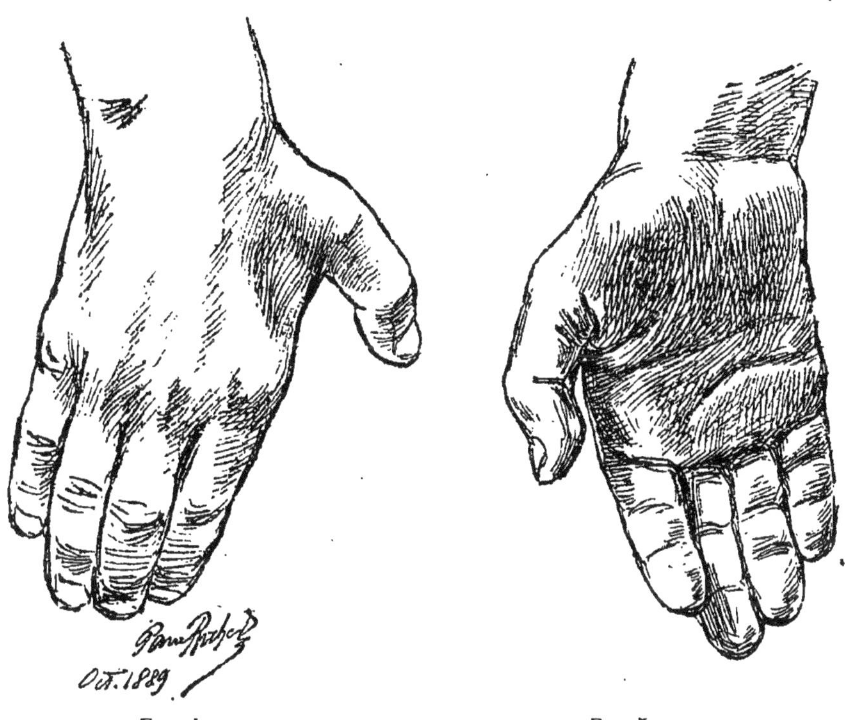

Fig. 4 Fig. 5

qu'à la main. Ce segment a subi une réduction de volume très apparente, mais il n'est pas déformé.

La menstruation donne :

Avant-bras droit	à 5 centimètres du pli du coude (24 cm.)
	à 7 centimètres du poignet, 19 centimètres.
Avant-bras gauche	à 5 centimètres du pli du coude 27 centimètres.
	à 7 centimètres du poignet 21 centimètres.
Bras.	droit (partie moyenne). 25 centimètres.
	gauche. . . . . . . 26 centimètres.

L'atrophie est moins prononcée qu'à l'avant-bras. Le deltoïde, les muscles de la ceinture scapulo-numérale ne paraissent pas sensiblement atteints par l'atrophie. Le grand pectoral seul est manifestement aplati, atrophié.

Le périmètre de la moitié du thorax pris à la hauteur du creux axillaire est de :

A droite (côté malade).	45 centimètres
A gauche.	47 1/2

Les muscles de l'avant-bras, du bras, le grand pectoral, sont animés de contractions fibrillaires très nettes.

Etat des forces des membres supérieurs.

Au dynamomètre	main droite.	15 kilogrammes
	main gauche	46 kilogrammes

Le malade peut porter son bras droit dans toutes les directions, l'étendre, le fléchir, le placer sur sa tête, derrière son dos, etc.; mais à l'épreuve des mouvements provoqués, avec résistance de la part du malade, on constate une diminution considérable de l'énergie musculaire.

Le malade peut fermer sa main, l'ouvrir, écarter et rapprocher ses doigts; mais ces derniers mouvements sont lents, difficiles, incomplets.

Les mouvements du pouce sont particulièrement limités à cause de l'atrophie à peu près complète des muscles de l'éminence thénar.

Aussi le malade écrit avec beaucoup de difficulté. Il ne peut pas se boutonner avec sa main droite, mais il peut porter un verre à sa bouche. Quand le malade écrit, les contractures fibrillaires s'accentuent. Il se produit de petites secousses qui font tressauter tel ou tel doigt ou la main tout entière.

Parfois le tremblement apparaît, et l'écriture est dès lors impossible.

La main droite au dire du malade est quelquefois froide,

violacée). (Je n'ai jamais constaté qu'un très léger refroidissement de la main.

Le malade vu de dos présente également une atrophie relativement assez marquée, qui porte sur la moitié droite du tronc, sur la fesse droite qui est plus plate. Pas d'atrophie du membre inférieur droit, la cuisse et le mollet droits sont même un peu plus volumineux qu'à gauche. Dans tous ces endroits, siéges de l'atrophie et à l'exclusion de tous autres, il existe des secousses fibrillaires, des palpitations musculaires très accentuées.

Examen électrique pratiqué par M. Vigouroux le 13 juin 1889). (Les muscles en voie d'atrophie répondent faiblement, mais sans anomalie de réaction (thénar, hypothénar, muscles extrinsèques du pouce).

Réflexes rotuliens et branchiaux normaux.

Quand on l'examine, le torse nu, quelle que soit la température ambiante, on note l'existence de sueurs abondantes localisées aux deux régions axillaires.

Observation L

Bi... Henri, 24 ans, tailleur en pierres.

Antécedents heréditaires. — *Père* alcoolique. Depuis 1871 boit plus d'un litre d'eau-de-vie par jour ; quelquefois en absorbe quatre ou cinq litres en trois jours, sans pour cela, paraît-il, se griser outre mesure ; travaille régulièrement comme maçon. La mère est morte en 1871 à l'âge de 28 ans. Elle n'avait jamais eu de maladies nerveuses ; était faible de tempérament. En 1871, lors de l'occupation de Charleville par les Prussiens, elle fit cacher loin de chez elle le képi et le fusil de son mari afin, que les Prussiens qui perquisitionnaient ne le trouvassent pas. En revenant, à son passage sur la grande place, un obus passa tout près d'elle. Elle fut extrêmement effrayée, rentra chez elle, s'alita ; quelques jours plus tard, elle accoucha d'un enfant à terme? qui ne vécut qu'un jour. Elle même succomba le lendemain.

Antecedents personnels. — A douze ans, maladie aiguë avec délire, durée cinq mois, de nature indéterminée. A treize ans fièvre typhoïde avec délire. Bien portant ultérieurement jusqu'en 1887.

Le 2 juillet 1887, il travaillait sur un échafaudage, élevé de 1 m. 40 à 1 m. 50 du sol, à Mézières (Ardennes), lorsqu'il éprouva un éblouissement, bientôt suivi d'une forte secousse dans tous les membres. Sa main droite se crispa sur un manche de marteau qu'elle tenait, la main gauche restant ouverte. La secousse lui ayant fait perdre l'équilibre, il tomba à la renverse, sans perdre connaissance, puisque, une fois par terre, il continua à fumer un cigare qu'il avait entre les dents au moment de la chute. Il tomba sur le dos, presque sur le cou et les épaules.

Sa chute fut amortie par une épaisse couche de foin, de sorte qu'il ne ressentit aucune douleur. Aussitôt après la chute, les deux bras se contractèrent le long du corps, les avant-bras en flexion sur les bras, les doigts fléchis, les mains déviées vers leur bord cubital.

Les jambes au contraire étaient flasques et lui refusaient tout secours. Il resta ainsi sur le sol pendant trois heures au moins.

L'accident étant arrivé à quatre heures et demie le soir, ce ne fut que vers huit heures qu'on le transporta à l'hôpital; des gamins qui passaient avaient été prévenir son hôtesse.

Pendant la matinée du 2 juillet 1887, il s'était déjà senti mal à l'aise, la tête lourde. Le matin, il était resté couché et avait refusé de se lever pour déjeuner. Appelé au travail vers quatre heures, il s'y était rendu uniquement parce qu'il y avait urgence. Une demi-heure plus tard survenait l'accident que nous avons décrit.

Une fois entré à l'hôpital, l'état persista tel qu'après la chute, les bras restèrent contracturés, les jambes flasques.

La vessie et le rectum fonctionnaient normalement ; pas d'écorchures au sacrum.

Au bout de quatre mois, les jambes allaient mieux, mais le mouvement ne revenait que très lentement, au point que, considéré comme incurable, il fut évacué le 28 avril 1888 sur l'hospice des Incurables de Charleville, d'où il sortit en mai 1889, pour retourner quelque temps chez lui, et entrer ensuite à la Salpêtrière.

Il est resté au lit pendant dix mois : un matin, presque brusquement il put se lever et marcher. Quelques jours plus tard la guérison de la contracture des bras survint plus brusquement encore.

Pendant cette période de dix mois à dater de l'accident, la main droite et le bras droit, et cela dès le début, commencèrent à s'atrophier, la main droite se mettant en griffe, le bras droit s'atrophiant dans sa totalité. L'atrophie débuta par la main, prenant d'emblée tous les muscles, elle gagna le bras ; le malade a nettement remarqué qu'elle était précédée au bras comme à la main de secousses fibrillaires.

Au bout de sept ou huit mois, tout était fini ; la main et le bras avaient repris leurs fonctions, l'atrophie avait disparu.

C'est alors que la main et le bras gauche commencèrent à être à leur tour envahis par l'atrophie. Aujourd'hui (octobre 1889), la main gauche présente l'aspect suivant (*Fig.* 6 et 7.

Les deux dernières phalanges sont fléchies dans la paume de la main ; particulièrement celle de l'index et du médius ; le pouce est en extension Pl. B. La première phalange des quatre doigts est en extension (*main en griffe*).

Les sillons des intérosseux sont très marqués, vides pour ainsi dire ; le thénar et l'hypothénar sont plats. Le pouce est agité par des mouvements fibrillaires, surtout marqués à la face externe du thénar. Ces mouvements fibrillaires se retrouvent sur tout le bras gauche. Le malade qui les a parfaitement constatés dit qu'il ont débuté avec l'atrophie.

PL. B.

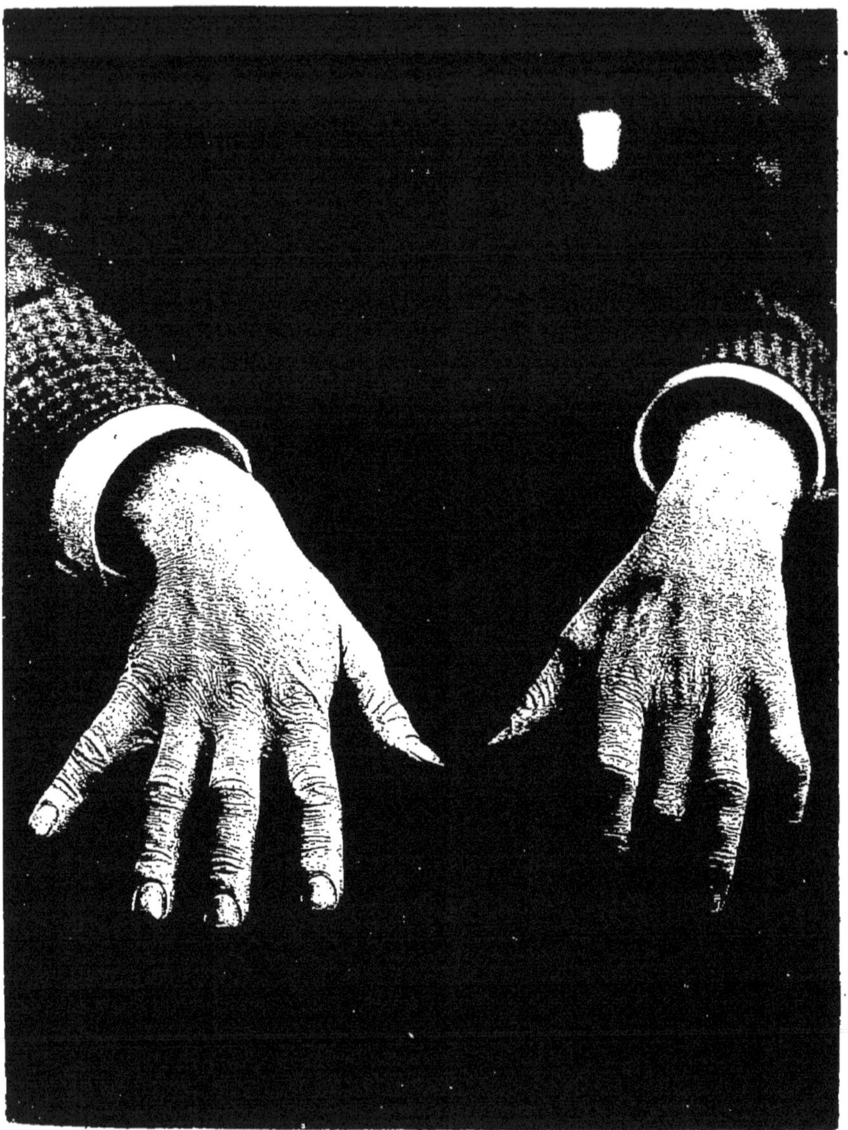

CLICHÉ A. LONDE PHOTOTYPIE BERTHAUD

ATROPHIE MUSCULAIRE DE LA MAIN GAUCHE
D'ORIGINE HYSTÉRIQUE

LECROSNIER & BABÉ, ÉDITEURS

	Bras droit	Bras gauche
A un travers de doigt au-dessus du pli du coude	27 centim.	25 centim.
A un travers de doigt au-dessous du pli du coude	25 centim.	23 »
Force dynamométrique droite.	65 kilos.	
— gauche	15 kilos.	

L'atrophie intéresse le bras gauche dans sa totalité ; elle ne dépasse pas les muscles de l'épaule qu'elle n'atteint pas.

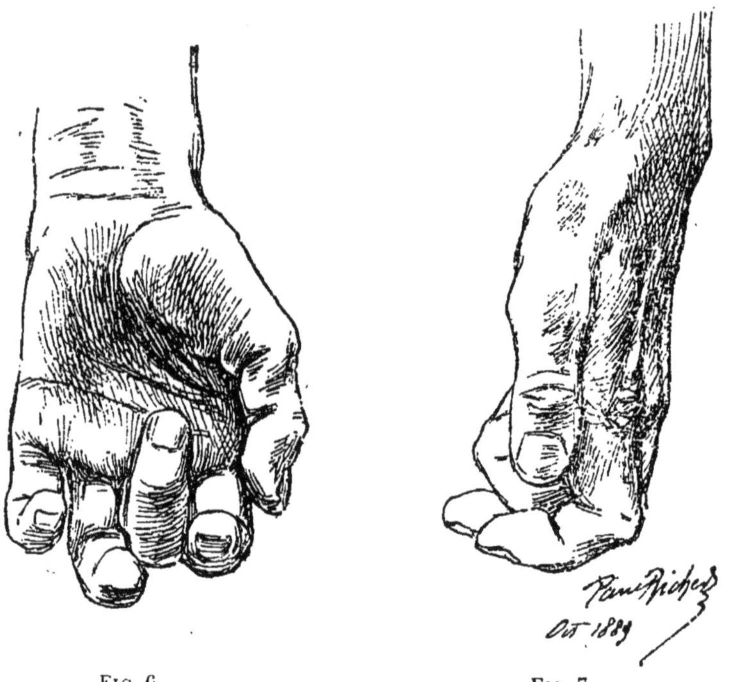

Fig. 6. Fig. 7.

Pendant les six premiers mois qui suivirent l'accident, B.... ne pouvait avaler les liquides et le solide qu'avec la plus grande difficulté ; il lui fallait, dit-il, une demi-journée pour absorder un verre d'eau. Lorsqu'il voulait mettre pied à terre et essayer de se soutenir sur ses jambes paralysés, la vue se troublait, il éprouvait des étourdissements, des battements dans les tempes, des bourdonnements d'oreilles qui lui faisaient presque perdre connaissance.

Depuis, les mêmes symptômes se sont montrés à diverses reprises. Actuellement B... a encore ce qu'il nomme des secousses, généralisées d'emblée aux quatre membres; en même temps la vue se trouble; ces phénomènes sont surtout accentués lorsqu'il est au lit.

Dans la journée, à intervalles variables, une fois tous les quinze jours, parfois deux fois dans la même semaine, il a une sensation assez subite d'étouffement, avec battements dans les tempes, sans perte de connaissance.

C'est un homme de taille moyenne, blond, d'aspect vigoureux. Pas de syphilis, pas d'alcoolisme.

Troubles sensitifs. — Hémianesthésie gauche complète à la piqûre, au froid, à la chaleur, avec perte du sens musculaire. Du côté droit, sensibilité émoussée.

La pression du testicule droit, de la glande, non de la peau, est douloureusement ressentie, elle s'accompagne d'une sensation d'oppression, de battements dans les tempes; B.... perdrait connaissance si on insistait. La peau à ce niveau est insensible. Goût, odorat abolis à gauche; affaiblis à droite. Ouïe affaiblie à gauche.

Rétrécissement concentrique du champ visuel :

A gauche	A droite.
40 centimètres.	55 centimètres.

Pas de dyschromatopsie; toutefois il hésite un peu à reconnaître les couleurs.

Ajoutons qu'il existe un très léger tremblement des membres supérieurs qui s'exagérerait au moment des éblouissements; de plus, au moment de l'examen, alors que B... est déshabillé, il s'écoule sans cause à trouver dans la température ambiante, de grosses gouttelettes de sueurs, particulièrement marquées au niveau des aisselles et surtout du côté gauche.

L'examen électrique des muscles atrophiés fait à deux reprises, 26 octobre 1889 et 29 novembre 1889 par M. Vigouroux donne les réactions suivantes : Excitabilité éteinte dans les troisième et quatrième intérosseux dorsaux.

Pour le premier et deuxième, pas de contraction faradique ; contraction galvanique très faible.

Thénar, excitabilité faradique conservée.

En résumé, réaction de dégénérescence très nette.

Réflexes rotuliens un peu exagérés à gauche ; forts à droite.

OBSERVATION LI

C... Émilie, 26 ans, domestique.

Antécédents héréditaires. — Pas d'antécédents nerveux du côté paternel. Mère très nerveuse (hystérique), morte tuberculeuse, deux tantes maternelles très nerveuses ; une sœur et un frère bien portants.

Antécédents personnels. — Rougeole à sept ans ; fièvre typhoïde à 16 ans, qui dura trois mois.

Réglée à 11 ans, toujours régulièrement, si ce n'est il y a six mois, époque à laquelle les règles disparurent pendant trois mois pour revenir ensuite régulièrement.

La première manifestation de l'hystérie remonte à l'âge de 16 ans pendant la convalescence de la fièvre typhoïde : sensation de boule sans attaques. Depuis, jusqu'en 1887, même sensation avant les règles avec battements dans les tempes. En même temps, cauchemars pendant la nuit (chute dans les précipices).

Pas d'alcoolisme, pas de syphilis.

Depuis 1887, elle a toujours ressenti dans le côté gauche des sensations douloureuses (fourmillements, piqûres d'aiguilles), qui toutefois ne l'empêchaient pas de vaquer à ses occupations.

En janvier 1837, le membre inférieur gauche fut envahi subitement œdème remontant depuis l'extrémité des orteils jusqu'à la hanche, œdème considérable non coloré, très douloureux, s'exagérant par la station debout, avec vive hypéresthésie de la plante du pied.

Le membre inférieur droit était normal. Comme C.... ne

pouvait marcher, on lui mit au bout de quelques temps un appareil plâtré sur la jambe gauche remontant à un travers de doigt au-dessus du genou. Le médecin qui avait diagnostiqué une entorse avait fait placer plusieurs vésicatoires tout le long de la jambe avant de póser l'appareil qui resta en place pendant un mois.

Quand on l'enleva l'état du membre inférieur n'avait pas changé.

Depuis cette époque, du reste, l'œdème disparut et reparut à diverses reprises. Il se montre surtout lorsque la malade essaie de s'appuyer pour marcher sur la jambe gauche. Il faut dire d'ailleurs que depuis les débuts de son affection elle n'a pas marché de ce côté qu'avec une béquille, le membre dans son entier paraissant diminué de longueur, rigide, en extension, le talon ne pouvant toucher le sol.

Vers la fin de 1888, la malade a perdu subitement connaissance pendant plusieurs heures. Une fois sortie de cet état, elle est restée paralysée de tout le côté gauche pendant vingt-quatre heures. Deux mois plus tard, retour de la paralysie avec spasme glosso-labié? Durée, trois jours. Depuis la fin de la fièvre typhoïde qu'elle avait eue à l'âge de seize ans, C... avait gardé une certaine difficulté à se servir du *bras droit,* surtout pendant les froids, lorsque, au mois de mars 1889, la malade s'est éveillée un matin avec le bras droit contracturé, les cinq doigts fléchis dans la paume de la main. Cette contracture est devenue définitive les jours suivants après des alternatives d'amélioration et d'exagération. Elle était déjà entrée à la Salpêtrière dans le service de la Clinique. Aussitôt elle remarqua au niveau de l'éminence thénar droite des mouvements fibrillaires qu'il fut aisé de constater. M. Vigouroux, qui l'examina électriquement, donnait la note suivante (18 avril) : « Réaction électrique, nulle pour le thénar, normale pour les autres muscles, y compris le premier intérosseux ».

Au mois de mai apparition dans la main droite d'un aura débutant par l'extrémité des doigts ; le bras se soulève horizontalement : puis surviennent des battements dans les tempes, des bourdonnements dans les oreilles, la commissure labiale droite est tirée en haut et en dehors ; pas de perte de connaissance. Ces attaques frustes d'hystérie à forme d'épilepsie partielle reviennent encore aujourd'hui (octobre 1889) tous les huit à dix jours. Parfois même, sous l'influence du spasme, la malade se mord légèrement la langue et les lèvres du côté droit.

Etat actuel. — 28 octobre 1889. — C..., marche avec une béquille placée sous le bras gauche, la jambe gauche paraissant trop courte pour que le talon touche à terre. Examinée couchée, on constate chez elle tous les signes d'une coxalgie hystérique avec zone hypéresthésique dans la région externe du pli de l'aîne, empiétant sur la région supéro-externe de la hanche. Le membre inférieur gauche est en contracture en totalité dans l'extension, il existe un raccourcissement apparent de quatre centimètres comparativement avec le membre inférieur droit. La malade étant endormie à l'aide du chloroforme, la contracture des muscles du membre inférieur se résout, le raccourcissement disparaît pour revenir d'ailleurs aussitôt après le réveil, ou mieux pendant que celui-ci s'effectue.

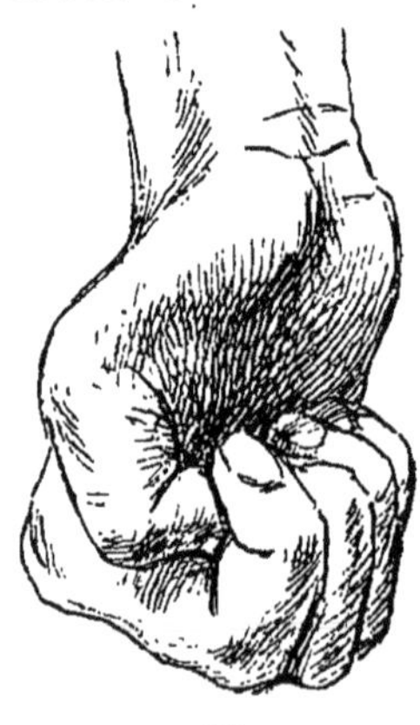

Fig. 8.

L'articulation coxo-fémorale gauche est parfaitement saine, mobile, sans craquements.

Il n'existe pas d'atrophie du membre inférieur gauche.

La main droite est toujours contracturée, le pouce et les quatre doigts étant en flexion dans la paume de la main, le thénar très atrophié (*Fig.* 8).

L'avant-bras et le bras ne participent pas à l'atrophie. Pas de troubles de sensibilité locale. La contracture qui est très prononcée se résout pendant le sommeil chloroformique (*Fig.* 9 et 10).

Sensibilité. Côté droit normal.

Côté gauche. — Anesthésie à la douleur, au froid, à la chaleur, dans toute l'étendue de ce côté, sauf dans la ré-

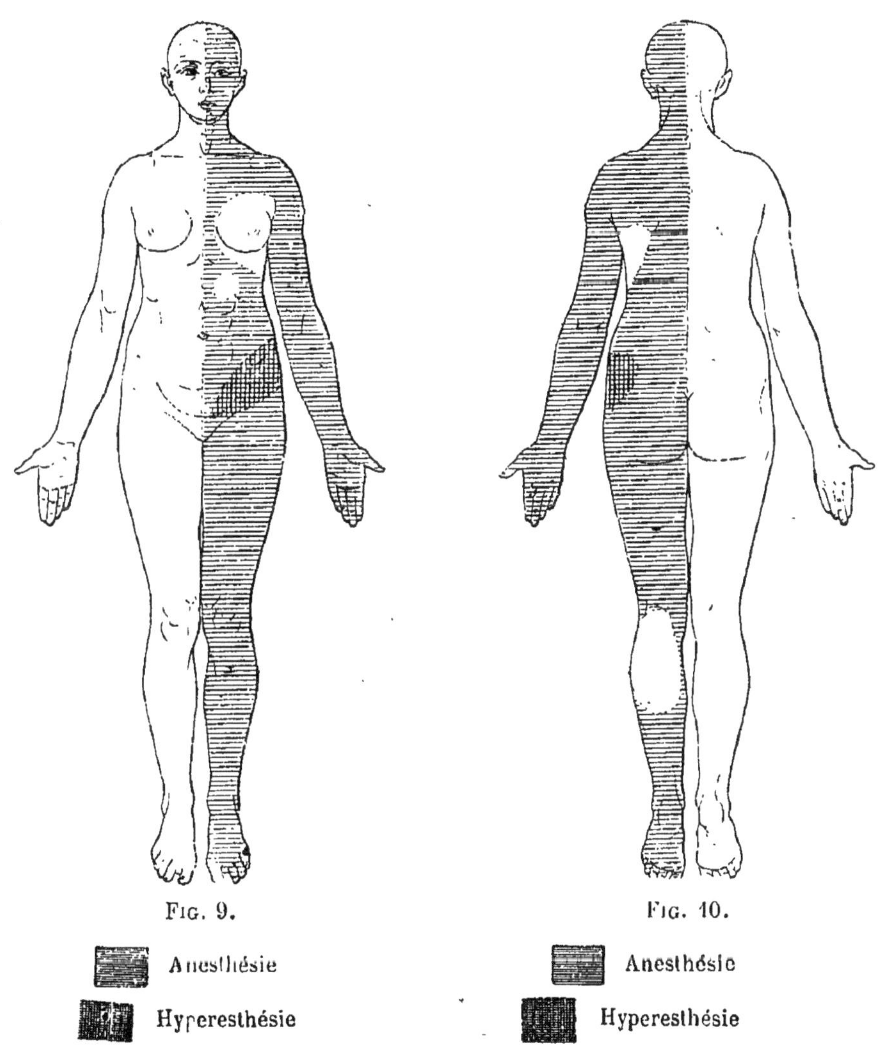

FIG. 9. FIG. 10.

gion mammaire et auxiliaire, et sur la face postérieure du mollet.

Zône d'hypéresthésie inguinale et fessière.

Perte du sens musculaire du côté gauche.

Goût et odorat intacts, ouïe diminué à gauche.
Rétrécissement concentrique du champ visuel.

A droite . . . . 60 degrés.
A gauche . . . . 50 degrés.

Micromégalopsie; pas de diplopie monoculaire; pas de dyschromatopsie; ni sucre, ni albumine.

Etat de nutrition générale suffisant; dort peu; cauchemars. La malade dit avoir beaucoup perdu la mémoire depuis six mois.

Dans les cas publiés par M. Babinski et les auteurs qui l'ont suivi, l'atrophie a toujours porté sur le membre de *paralysie* ou de *contracture ;* c'est également ce que nous voyons exister dans la dernière observation, coxalgie hystérique, contracture avec atrophie du membre inférieur gauche, et à un degré moindre dans l'observation L.

Le malade de l'observation XXIL semble, à la vérité, faire exception à cette règle.

Plusieurs années avant le début de l'atrophie, il a été contracturé des quatre membres et l'atrophie porte uniquement sur le bras droit et le côté droit du tronc, y compris la fesse. Mais il faut aussi remarquer que l'hystérie a toujours porté plus particulièrement ses efforts du côté droit : l'hémianesthésie du malade siége à droite ; le bras droit a été atteint, à un moment donné de chorée malléatoire ; il est encore le siége d'un tremblement hystérique très accentué auquel participe également la jambe. De plus, Cah. ne peut préciser l'époque exacte du début de son atrophie.

L'atrophie, si elle ne se superpose pas toujours à une contracture ou à une paralysie, semble donc, au moins se localiser de préférence sur le membre ou le côté le plus atteint par les diverses manifestations hystériques présentées antérieurement ou actuellement par le malade. Parmi celles-ci, les troubles de sensibilité tiennent la principale place.

Mais ce qui mérite d'attirer particulièrement l'attention, c'est que nos trois malades, à l'inverse de ceux décrits par Babinski, offrent tous les trois des *contractions fibrillaires*, extrêmement manifestes. C'est un point sur lequel a particulièrement insisté M. Charcot en les présentant à ses auditeurs.

Elles sont si accentuées que les trois malades les ont spontanément remarquées ; ils ont tous expressément noté qu'elle savaient débuté avec l'atrophie. Chez Bill (Obs. L) elles ont accompagné la marche ascendante de l'atrophie partant des muscles de la main pour gagner le bras et l'avant-bras *droit*. Puis elles ont disparu, la guérison s'est effectuée, les muscles sont revenus à leur état normal. Quelque temps après, il a pu prévoir que son membre supérieur *gauche* allait s'atrophier en voyant apparaître ces petites secousses musculaires dont il avait appris malheureusement à connaître la fâcheuse signification.

Enfin chez Cah. (Obs. XLIX) il est facile de constater qu'elles se limitent exactement à la zone atrophiée, bien que celle-ci soit bien étendue ; il en est de même d'ailleurs pour les deux autres malades.

Les quatre malades de M. Babinski examinés par M. Vigouroux présentaient dans les territoires musculaires atrophiés, la réaction de l'atrophie simple. Or, le malade de l'observation L, examiné électriquement à plusieurs reprises, également par M. Vigouroux, présente notamment au niveau des intérosseux, les caractères les plus nets de la *réaction de dégénérescence ;* chez les deux autres malades, c'est d'atrophie simple qu'il s'agit.

En présence de cette constatation inaccoutumée, devons-nous dire pour cela que cette paralysie n'est pas hystérique, alors que tout plaide en faveur de la névrose. Évidemment non, et la réaction de dégénérescence, pour être rare, à ce qui semble du moins, n'en doit pas moins entrer dans la symptomatologie des atrophies musculaires d'origine hystérique. En résumé : 1° L'atrophie musculaire d'origine peut quelquefois envahir des membres indemnes de paralysie ou contracture. Généralement alors, elle semble envahir de préférence le côté qui a été le plus fréquemment le siége de manifestations hystériques, les troubles de sensibilité en particulier.

2° Il peut exister des *secousses fibrillaires* dans les territoires musculaires en voie d'atrophie.

3° Dans un cas d'atrophie hystérique des muscles de la main, l'examen électrique, pratiqué par M. Vigouroux, a démontré très nettement l'existence de la réaction de dégénérescence.

INDEX BIBLIOGRAPHIQUE

Ambroise Paré. — Œuvres complètes, 8e édit. Paris, 1628. De la génération, Cap. LXII, p. 986.

Aristote. — Histoire des animaux. Tr. franç. par Barthélemy-Saint-Hilaire, T. III, ch. XIV, § 8.

Armaingaud. — Névrose vasomotrice en rapport avec l'hystérie. Gazette hebdomad. de méd. et chir., 1876.

Axenfeld et Huchard. — Traité des névroses, 1883. Article : Hystérie viscérale.

Babinski. — Archives de Neurologie, juillet, 1886, XII.

Ballet. — Coxalgie hystérique avec atrophie musculaire. Soc. méd. des Hôpitaux, 28 juin 1886.

Baude. — Des dermatoneuroses indicatrices. Thèse de Lille, 1889.

Binet (Maurice). — Des hémorrhagies dans l'hystéro-catalepsie. In Annales médico-psychologiques. 5e série, T. XVIII, sept. 1877.

Blocq. — Des contractures. Th. Paris, 1888.

Bourneville. — Histoire de Louise Lateau, la stygmatisée, Belge, Paris, 1879.

Bourneville et Regnard.— Iconographie photographique de la Salpêtrière, t. III, p. 84.

Bourru et Burot. — Congrès de Grenoble, 1885.

Bordoni. — Ipertermia isterica periodica e urticaria concomitante. Boll. d. Societa tra i cult. d. sc. médic. in Siena, 1886, IV, p. 276-295, 1. Diag.

Briquet. — Traité de l'hystérie 1859, 51e observation.

Brissaud. — Archives de physiologie norm. et path., 1887.

Brodie (B). Des affections locales qui dépendent de l'hystérie.

Caïzergues. — Annales cliniques de Montpellier, 1814.

Call Anderson. — A case of the so called : Ephidrosis cruenta or bloody-sweat (British. med. Journ., 17 août, 1867).

Connard. — Du sein hystérique. Étude sur le gonflement douloureux des seins chez les femmes hystériques. Thèse, Paris, 1876.

Capron. — Anomalies de la sécrétion mammaire. Thèse, Paris, 1875.

Carre (d'Avignon). — Archives générales de médecine, 1877. De l'hémoptysie nerveuse, p. 63, 179, 293.

Castex. — Sur une éruption vésiculeuse chez une hystérique. France médicale, 1877.

Courbis. — Éruption pemphigoïde chez une hystérique, Lyon médical, n° 3, 1876.

Chambers. — A clinical lecture on a case of bloody-sweat (The Lancet, 1861).

Charcot. — Leçons du mardi 1887-1888 et 1888-1889. Œuvres complètes, T. VIII, p. 191.

Rétractions fibro-tendineuses dans les paralysies spasmodiques par lésions organiques spinales et dans la contracture spasmodique hystérique. Leçon recueillie par Babinski in Bulletin médical, 23 mars 1887.

Chauffard. — Hématopédésis (coïncidence avec des accès hystériques, in Transactions médicales, T. II, 1830 et Archives de médecine, 1830.

A. Chauffard. — Atrophie hystérique. Gaz. Hebd., 2e série, 1886, XXIII, p. 21.

Clopatt. — Études sur l'hystérie infantile 1888 (?) Helsingfors. Obs. XIII, p. 73 (en français. Travail de la Salpêtrière).

Damaschino. — Troubles trophiques dans l'hystérie. Gazette des Hôpitaux, 1880, III, 561-563. Leçon recueillie par Revillout.

Debove. — Hémiplégie hystérique avec atrophie musculaire à la suite d'une diphthérie. Soc. méd. des Hôpit. Séance du 11 oct. 1889.

Dujardin-Beaumetz. — Note sur les troubles vasomoteurs de la peau observés sur une hystérique. Union médicale, 1879, t. 28, p. 917.

Dumontpallier. — Action vaso-motrice de la suggestion chez les hystériques. Compt. rend. Soc. de biol. Paris, 1885. 8e série, II, 597.

Eulemburg. — Lehrbuch der Nervenkrankheiten, 1878, t. I.

Fabre (de Marseille). — De l'hystérie viscérale 1883. Edit. Lecrosnier.

Falcone. — Alterazioni trofiche e caduta spontanea delle unghie in una donna isterica. Gazz. d. osp. di Milano. 1887, VIII, 156. Idem in Deutsche medicinische Wochenschrift, 1886, XII 717.

Faulkner (H. W.). – Transitory swelling in a Child. New-York. Méd. Journ. 1887, XIV, 215.

Féré (Ch). — Zona hystérique. Arch. de neurol. 1882, p. 167. Note sur un trouble trophique des cheveux survenant à la suite des attaques chez les hystériques. Compt. rend. de la Soc. de biol. Paris, 8e série, p. 595.

Féré et Quermone. — Contribution à l'histoire des phénomènes simulés ou provoqués chez les hystériques (craquements artic. et synoviaux) Progrès méd., 1882, p. 629-631.

Féré. — Les douleurs hystériques et la simulation in Revista de Neurologia e Psychatria, Lisbonne, 1888. N° 2, p. 131.

Féréol. — Deux cas d'hystérie chez l'homme avec paralysie et atrophie musculaire. Bull. et mém. Soc. méd. des Hôpit. Paris, 1885 3e série II, 376-386.

Field. — A case of vicariou, menstruation from the ear. The medical Press and Circular, février 1882.

Franceskhi. — Du pemphigus chez les hystériques. Th. Paris, 1883.

Franck (J.). — Traité de médecine pratique. Tr. franç. par Gondereau. Paris, 1842.

Froidefond. — Contribution à l'étude de quelques hémorrhagies névropathiques. Th. Paris, 1879.

Hardaway. — Hysteria with simulated eruptions. Saint-Louis Cour. med., 1881, XI, 352.

Hebra. — Traité des maladies de la peau. Tr. franç., 1872, p. 824.

Heem. — Des gales anormales. Thèse de Lille, 1888.

Huchard. — De l'hystérie viscérale. France méd., 1882, p. 517, 531, 542. Troubles vaso-moteurs et secrétoires dans l'hystérie. Gaz. hebd. de méd., 1882, 2e série, 274, 278.

Gendrin. — Traité philosophique de médecine pratique, t. I, p. 27, 238.

Gignoux. — Des névroses vaso-motrices. Soc. d. sc. méd. de Lyon, 1865.

Gilles de la Tourette et Dutil. — Contribution à l'étude des troubles trophiques dans l'hystérie : Atrophie musculaire et œdème. Nouvelle Iconographie de la Salpêtrière, 1889, Décembre.

Gilles de la Tourette. — Considérations sur les ecchymoses spontanées et sur l'état mental des hystériques. Nouv. Ion. de la Salp. 1890, mars, avril.

Grasset. — Article Hystérie in Dictionnaire encyclopédique des sciences médicales.

Grisolle. — Traité de pathologie interne, 1850, T. I, p. 641.

Kaposi. — Pathologie und Therapie der Hautkrankheiten, III édit. p. 578.

— Uber herpes zoster gangraenosus hystericus, in Vierteljahrschrift fur Dermatologie und Syphilis, 1889. Heft 4. Analysé in Centralblatt fur Klinische, Médecin, 1890, 4 janvier.

Krotkoff et V. Strokine. — Alopecia areata neuro-traumatica in Meditzinhoe Obozrienie. Moscou, 1889. XXXII, n° 17, p. 391-394.

Jouanaud. — De la galle non pruriginecuse. Th. Paris, 1883.

Lancereaux. — Leçons sur les hémorrhagies névropatiques.

Union médic., t. XXIX, p. 726. Anatomie pathologique, t. I, p. 548.

Landouzy. — Traité complet de l'hystérie, 1846, p. 93.

Landgraff. — Ein Beitrag zur Casuistik der Hautkrankheiten mit Beziehung auf deren vasomotorischen Genese. Arch. der Heilkunde, 1875, p. 344).

Laycock. — A treatise on nervous deseases of women 1840.

Lebrun. — Du vitiligo d'origine nerveuse. Thèse de Lille, 1886.

Legué et Gilles de la Tourette. — Sœur Jeanne des Anges, autobiographie d'une hystérique possédée, XVIIe siècle, 1886, p. 82 et 165.

Leloir. — Heureux effet de la faradisation localisée dans deux cas d'hémianesthésie hystérique (11 janvier 1879).

Recherches cliniques et anatomo-pathologiques sur les affections cutanées d'origine nerveuse (Thèse de Paris, 1881).

Article Srophonévroses du dictionnaire de médecine et chirurgie pratiques.

Des dermatoses par choc moral, in Annales de Dermatologie, 1887.

La pelade et les peladoïdes. Bulletin de l'Académie de médecine (Juin 1885).

Des Dermatoneuroses indicatrices, in Annales de Dermatologie (mai 1889).

Levêque. — Des maladies cutanées par choc moral. Thèse de Lille, 1887.

Leroux. — De l'hystérie chez l'homme ; monoplégie avec atrophie musculaire. Jour. d. con. med. prat. Paris, 1886, 3e série VIII, p. 107.

Lombroso et Ottolenghi. — Nevrosi vasomotoria in una truffatrice isterico-epilettica. Gior. d. r. Acad. de med. di. Torino, 3e s. XXXVI, 271-275.

Magnus Huss. — Archives générales de Médecine et Chirurgie. Cas de maladies rares observées et commentées, etc. L'hémophilie, p. 155, 1857.

Masson. — Hémorrhagie par la peau. Edimburgh. med. Journ sept. 1886.

Mabille. — Note sur les hémorrhagies cutanées par auto-suggestion dans le somnambulisme provoqué. Progrès méd. 1885, p. 155, n° 35.

Massalongo. — L'atrofia musculare nelle paralisi isteriche. Naples, Detken, 1886.

Mermet. — Du pemphigus dans les névroses. Th. Paris, 1867.

Mills. — Illustrations of local hystery vith remarks of Diagnosis and Treatment. Polyclinic. Philadelphia, 1883, I, 36 ; 49.

Mora. — Des hémorrhagies dans l'hystérie. Th. Paris, 1880.

Mossmann Paul. — Sur un cas d'hystéro-épilepsie chez l'homme. Relation entre les attaques et une lésion périphérique. Thèse de Nancy, 1883.

Parrot. — Étude sur les sueurs de sang et les hémorrhagies névropathiques. Gaz. hebd. Paris, 1859.

Notes sur quelques pigmentations anormales de la peau. Gaz. hebd., 1869.

Pick. — Uber eine eigenthümliche nervöse-Haut-affection bei einer Hysterischen. Prager Med. Wochenschrift, n° 30, 1875-1876.

Rathery. — Contribution à l'étude des hémorrhagies survenant dans le cours de l'hystérie. Union méd., 1880, XXIX, p. 409 ; 452.

Raynaud. — Art. Hématidrose du Dict. de méd. et chir. pratiques.

Raymond. — Comptes-rendus à la société de biologie, 1881, 7 s. I, p. 237-242.

Rendu. — Recherches sur les altérations de la sensibilité dans les affections de la peau, in Ann. de Dermatologie, 1873-1875.

Richer. — Gonflement du cou chez une hystérique. Nouv. Iconogr. de la Salpêtrière, 1889, II, p. 17, 20-2 pl.

Rosenthal. — Untersuchungen und Beobachtungen uber Hys-

térie. Wien. Med. Presse. 1879, XX, 569; 604; 634; 670; 737; 801.
Uber vasomotorischen Innervention-Sloerungen. bei Hystérie. Allg. W. Med Zeitung, 1874, n° 25.

Schultze. — Observationes et Desquisitiones path. et clin. circa pemphigum hystericum Berolini, 1840.

Stephanides. — Zur Kentniss des Darm-Katarrhes der Hysterischen. Wiener Medicinische Presse, p. 982-1010.

Siredey. — Hystérie larvée, sueurs profuses des extrémités. Journ. de méd. et chir. prat., 1881, p. 344.

Sydenham. — Médecine pratique avec des notes par feu M. A. Jault., nouv. édit.. 5e partie, Avignon, an VIII, 1799, p. 479, et Epistola ad G. C.

Tittel. — Ein Fall von Hemathydrosis. Archiv. fur Heilkunde XVII, Jahrg. Heft, I, 1876.

Trélat. — Coxalgie hystérique. Gaz. des Hôpit., 1880, p. 1033.

Trousseau. — Clinique médicale (1861), t. 1, p. 546.

Vulpian. — Clinique médicale de la Charité, 1879, Obs. XXXIV, CLVII. Leçons sur l'appareil vaso-moteur, t. I, p. 216; et t. II, p. 521, 885-889.

Weir Mitchell. — Unilateral swelling of hystérical hemiplegia. The American Journ. of medical sciences. Vol. 88, p. 94. Philadelphia, 1889.

Wewer. — Ein Fall von Mastodynie auf hysterischer Basis. Frauenarzt. Berlin 1887, II, 315-318.

Willis. — De morbis convulsivis, cap. VI. Obs. I, p. 487.

H. JOUVE, Imp. de la Faculté de médecine, 15, rue Racine, Paris.

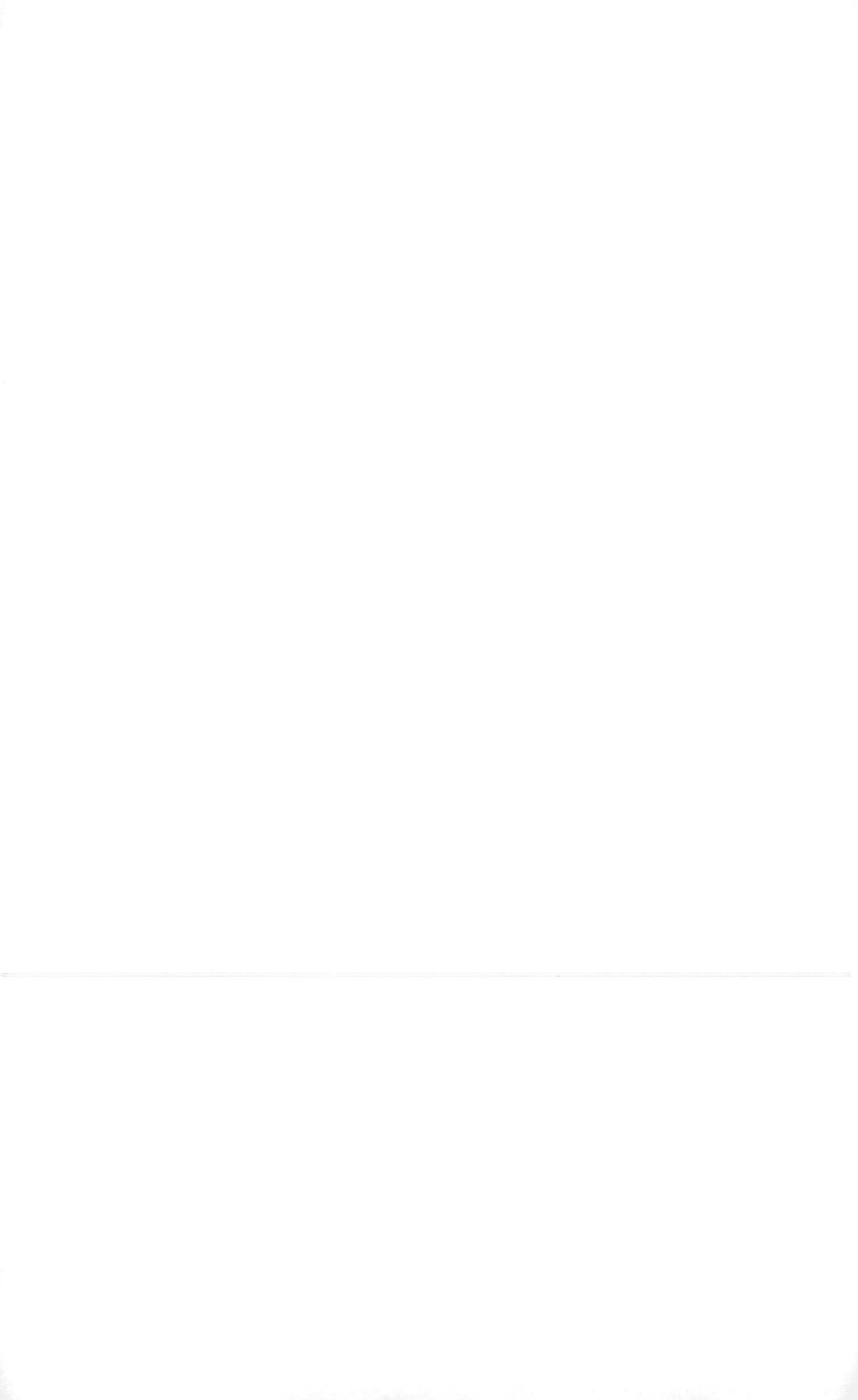

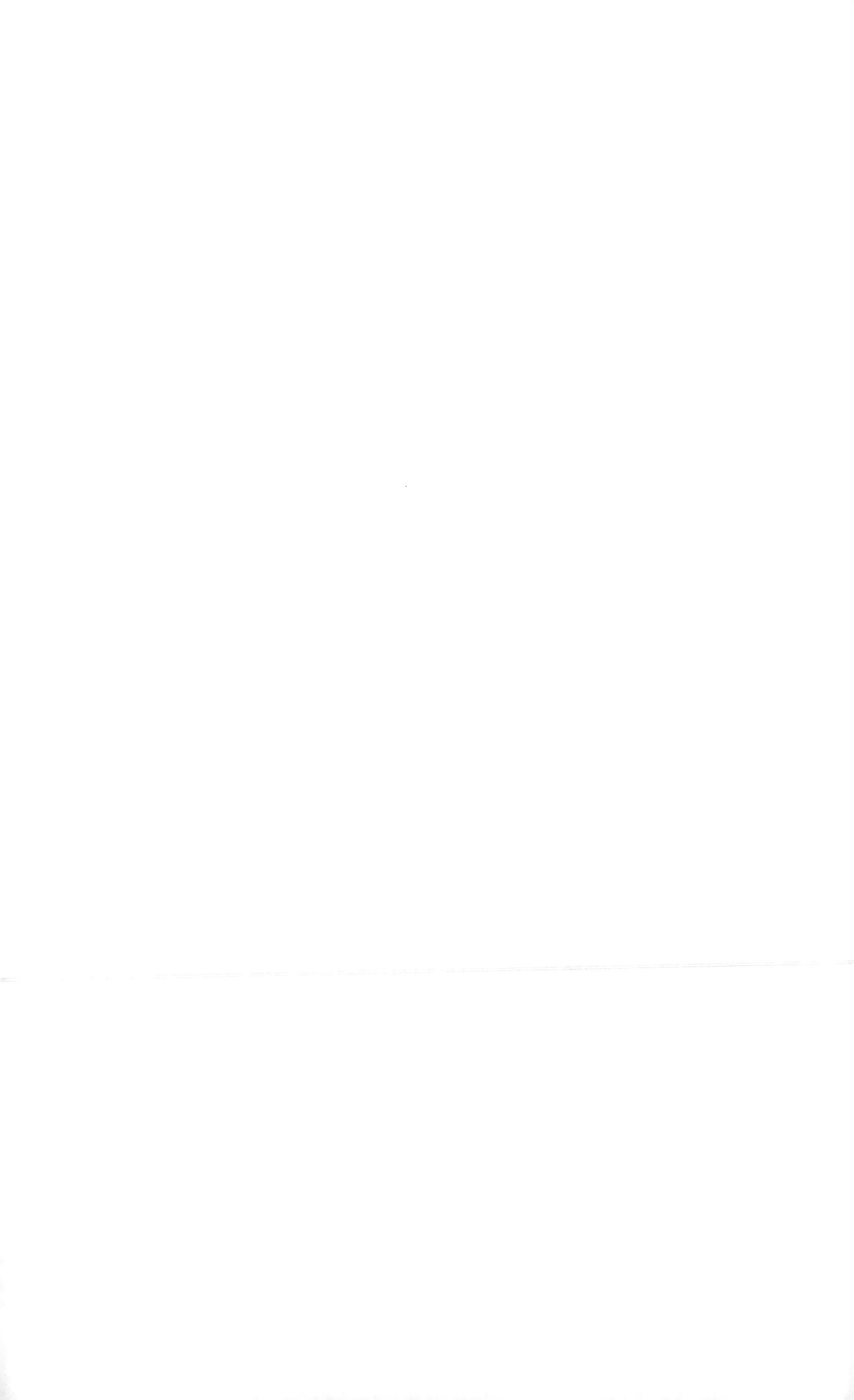

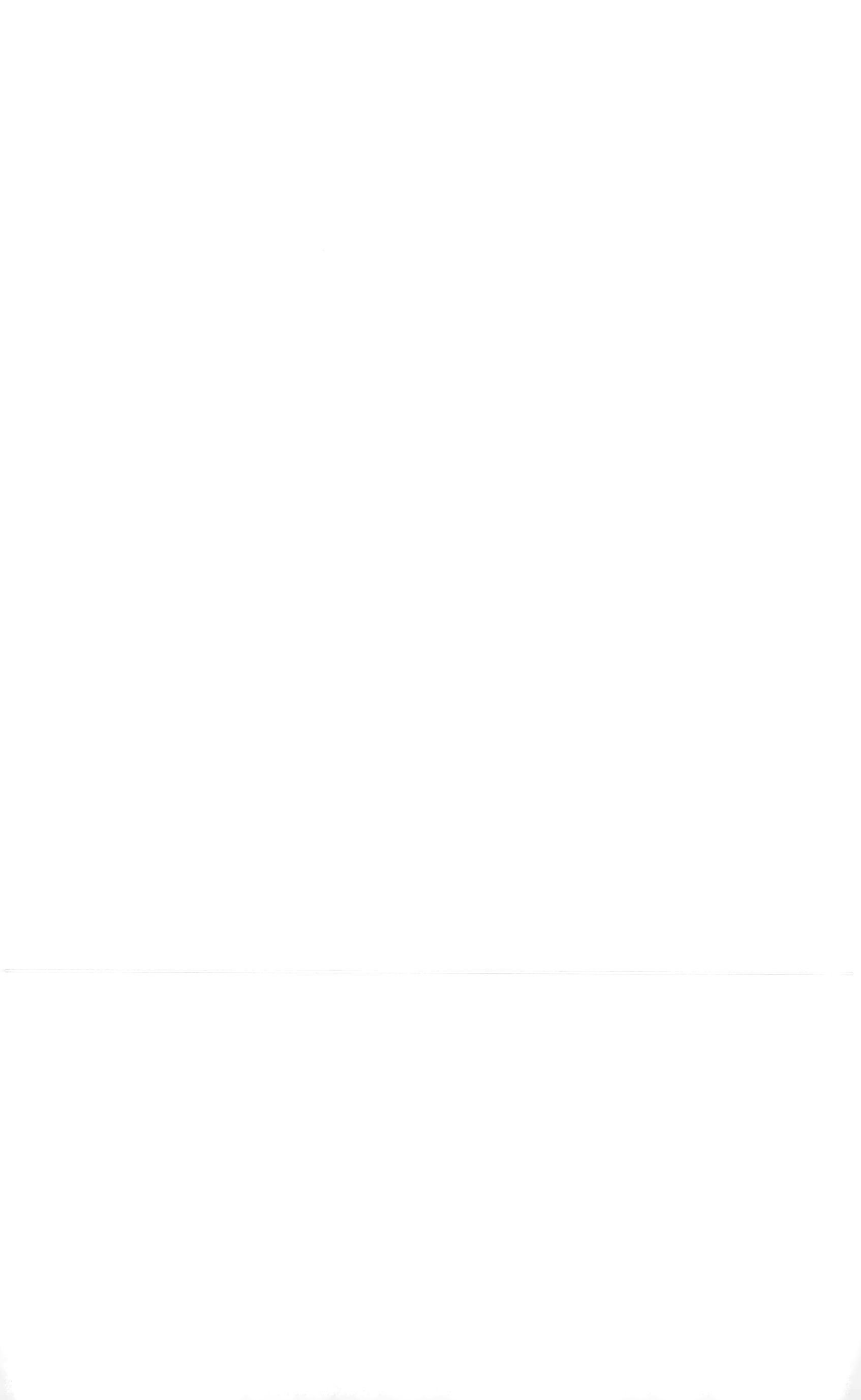

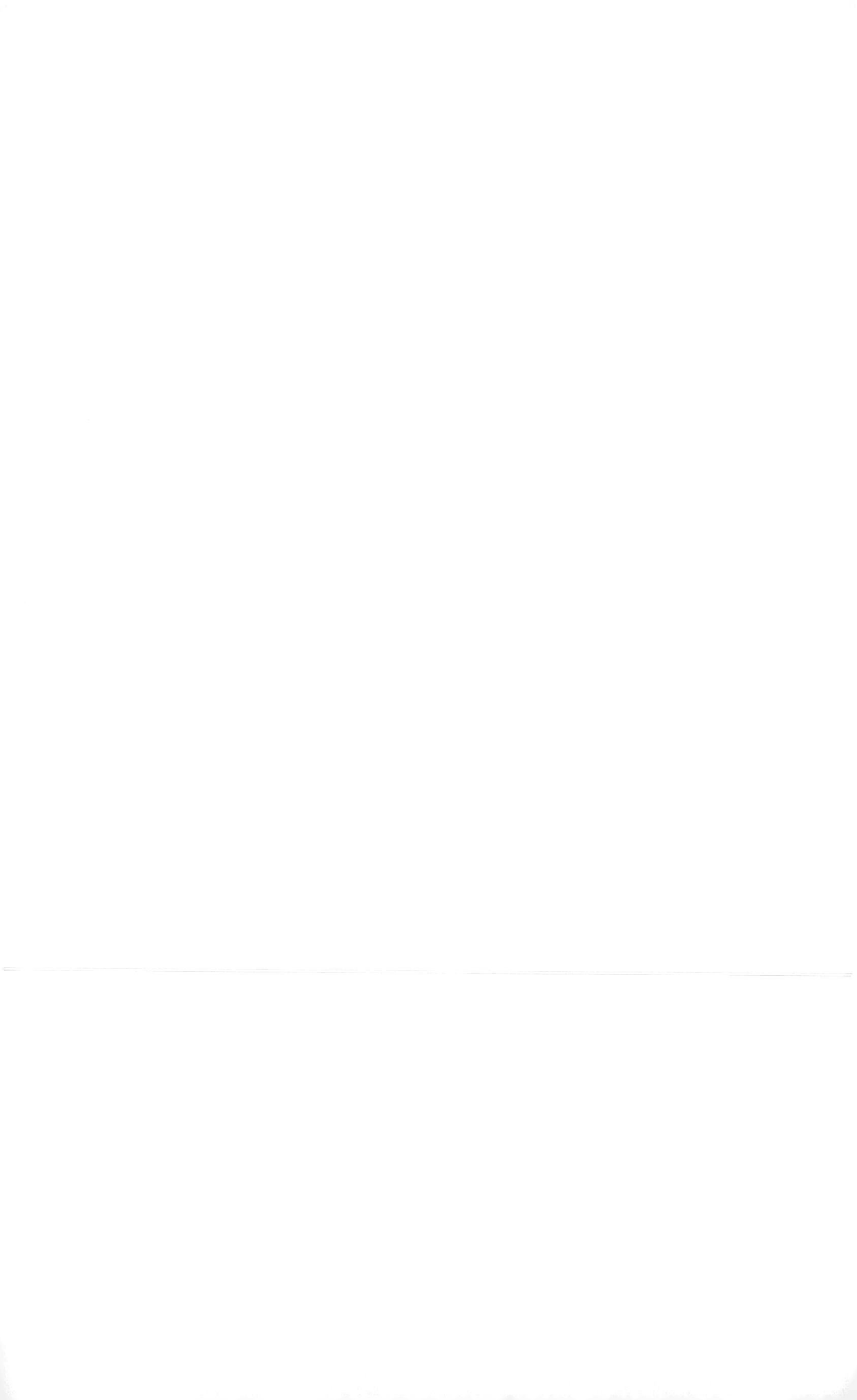

www.ingramcontent.com/pod-product-compliance
Ingram Content Group UK Ltd.
Pitfield, Milton Keynes, MK11 3LW, UK
UKHW012024240726
13965UKWH00002B/554